これから儲かる歯科医院

歯科医院経営指南『宇田川道場』入門

東京都・宇田川歯科医院
宇田川道場 主宰
宇田川宏孝 著

デンタルダイヤモンド社

Be an intelligent person！（知性人たれ！）

　日本国民の口腔衛生を担う私たち歯科医師は、世界に誇れる確固たる知識と技術レベルをもっています。

　しかしながら、昨今のマスメディアによるいわゆる『歯科バッシング』により、残念ながら、国民の信頼を必ずしも得ているとは言えません。

　歯科医師が社会的にも金銭的にも正当に評価されていないという「現実」。もちろん、歯科医師自身も謙虚に反省し、社会の状況を正確にみる必要があると私は思います。

　そんななかで、真面目にこつこつと日々の地域医療に貢献しているにもかかわらず、経営がうまくいかない若手の歯科医師がどんなに多いことか。東洋経済などのマスメディアでいわれる『ワーキングプア』の歯科医師たちです。

　そして、インプラントバッシング報道で最も心を傷つけられたのは、これから社会に出て社会のために役に立つ歯科医師になろうとしている歯科大学生です。今後ますます高齢化を迎える日本社会の口腔衛生と歯の健康を守ってくれようとしている彼らを、われわれ大人が、その夢や希望を潰してしまってよいはずがありません。

　こうした状況は若い歯科医師や歯科大学生のみならず、高齢化社会を迎える国民の双方にとって不幸なことです。では、その「現実」をどうしたら変えられるのか？

　このような状況を常々憂慮してきた私は、歯科医院経営者をはじ

め若い歯科医師や歯科大学生に『人としてのあり方』、『歯科業界に生きる者としてのあり方、やり方』、『歯科経営者としてのやり方』を教え、彼らに夢と希望を取り戻してほしいという一念で、

『宇田川道場』

を開講する決意をいたしました。

●●● 『宇田川道場』はこんな人を待っています

- 歯科医師としてどうあるべきか考える人
- 歯科医師の仕事をやりがいのあるものにしたい人
- 人生を意味あるものにしたい人
- 院長、理事長としての役割をもう一度見つめなおしたい人
- 指導者としてのあり方を学び、決断力をつけたい人
- 自分の将来を輝かせたい人
- 歯科医院経営のノウハウを学びたい人
- ワーキングプアの歯科医師になりたくない人

【宇田川道場　道場訓】

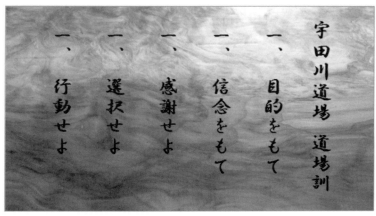

宇田川道場　主宰
道場主
宇田川宏孝

宇田川道場　道場訓

一、目的をもて

一、信念をもて

一、感謝せよ

一、選択せよ

一、行動せよ

目 次

- Be an intelligent person！（知性人たれ！）・・・・・・・・・・・・・・・・・・・・・ 3

第1章 人としての〈あり方〉

- 序：宇田川道場で学べること ・・・・・・・・・・・・・・・・・・・・・・・・・・・・・・・・ 8
- 1．目的をもて（ワークシート）・・・・・・・・・・・・・・・・・・・・・・・・・・・・ 15
- 2．信念をもて（ワークシート）・・・・・・・・・・・・・・・・・・・・・・・・・・・・ 18
- 3．人とのかかわり＝人間関係 ・・・・・・・・・・・・・・・・・・・・・・・・・・・・ 21
- 4．怒りとは（ワークシート）・・・・・・・・・・・・・・・・・・・・・・・・・・・・・・ 26
- 5．「褒める」ことへの誤解 ・・・・・・・・・・・・・・・・・・・・・・・・・・・・・・・・ 33
- 6．自分を認める ・・・・・・・・・・・・・・・・・・・・・・・・・・・・・・・・・・・・・・・ 36
- 7．なりたい自分になる ・・・・・・・・・・・・・・・・・・・・・・・・・・・・・・・・・・ 38
- 8．感謝せよ（ワークシート）・・・・・・・・・・・・・・・・・・・・・・・・・・・・・・ 46

第2章 正しい経営の〈やり方〉

- 序：選択・行動 ・・ 50
- 1．目標設定とは（ワークシート）・・・・・・・・・・・・・・・・・・・・・・・・・・ 51
- 2．選択せよ（ワークシート）・・・・・・・・・・・・・・・・・・・・・・・・・・・・・・ 53
- 3．これから選択すべき6つの歯科医院形態 ・・・・・・・・・・・・・・・・・・ 55
- 4．歯科医院経営（ワークシート）・・・・・・・・・・・・・・・・・・・・・・・・・・ 67
- 5．高収益型歯科医院の作り方 ・・・・・・・・・・・・・・・・・・・・・・・・・・・・ 82
- 6．自費率30％を超える ・・・・・・・・・・・・・・・・・・・・・・・・・・・・・・・・ 86
- 7．マーケティング ・・・・・・・・・・・・・・・・・・・・・・・・・・・・・・・・・・・・ 102
- 8．マネジメント ・・・・・・・・・・・・・・・・・・・・・・・・・・・・・・・・・・・・・・ 108
- 9．真の成功 ・・・ 111
- 10．行動せよ ・・ 121
- 実りある未来へ ・・・・・・・・・・・・・・・・・・・・・・・・・・・・・・・・・・・・・・ 124

第3章 宇田川道場生の声 ・・・・・・・・・・・・・・・・・・・・・・・・・・・・・ 133

コラム1　リーダーに必要な「感情のコントロール」……32／コラム2　過去に捉われる……37／コラム3　ありがとうは魔法のことば……48／コラム4　歯科界には明るい未来が待っている……66／コラム5　自分を認める……115／経営計画書……145

表紙デザイン　安倍晴美

第1章
人としての〈あり方〉

序：宇田川道場で学べること

あなたがたった一人で登山をしたり、大海原に船出して行くとしたら……。

それはそれは、とても心細いことでしょう。

でも、その旅立ちの前に、どこかで精神修養や訓練を受けたりすることができたら、さらに頼りになる先輩がサポートについてくれたら、どれだけ心強いことでしょう。

この宇田川道場は歯科業界における「若手歯科医師の鍛錬所＝成功道場」なのです。

若い歯科医師の「指南役」ができたら、これほどの喜びはありません。

ここでいう「若さ」は年齢上の若さではありません。気持ち、考え方が前向きである人のことです。

大学では、歯科治療の技術は教えてくれます。しかし、歯科医師である前に、人としてどうあるべきか、また歯科医師として生きる術、歯科医院運営のノウハウまでは学べません。自分自身、若いときに周りの人に教えられ、助けられて今日があるように、今度は後輩であるみなさんにその恩を返す立場です。

これから来る近未来の歯科医療を担っていくのは、若い歯科医師であるあなたたちです。一部のマスコミなどが報ずる「歯科バッシング」、そんなもの、あなたたちの輝かしい未来には何も関係ありません。そう、若い歯科医師のみなさんの未来は輝かしいものにな

るでしょう。それには約束があります。
それは

- 決して自分の未来を暗く思わないこと
- 自分に自信をもつこと
- 自分には素晴らしい才能が秘められていること

　そう信じることが約束です。いままで、勉強は教えてもらってきたけれど、自分の生きる価値、自分の存在がどれだけの価値があるのかを教えてもらったことがある人は少ないかもしれません。
　自分には価値がある。自分は素晴らしい人間だ。
　そう思えたとき、一気に状況は好転します。周囲の現実はあくまでも解釈でしかありません。事実は一つ、しかし解釈は無数にあります。例えば、今日の天気が雨だったら。雨ということは一つの事実です。
　ある人は、雨は嫌だなと憂鬱になるでしょう。
　ある人は、雨の日は一日しっかり読書ができてうれしいなと喜ぶかもしれません。
　ある人は、日照り続きの畑に恵みの雨が来たと踊って喜ぶかもしれません。
　一つの事実にいくつもの解釈がある。すべてのことやモノに、もし肯定的な解釈ができたら、毎日が楽しいものになる予感がしませんか？

そう、周囲の現実は自分が作った解釈でしかないのです。だから、現実は変えることができる！　そのためには、自分を信じるという信念が必要です。あなたがこの世に生まれてきた意味は必ずあるはずです。あなたは自分の価値をもっと知らなければいけない。あなたはあなたのままで素晴らしいのです。宇田川道場は、これからの歯科界を背負って立つ人たちが、ともに学び、高めあえる場所です。

● ● ● **『歯科界には明るい未来がある』**
　それを享受できる人
　それは時代が求める人
　それは「人としてのあり方」がしっかりしている人
　そして
　骨太かつ卓越した＜人としての「あり方」＞を通して
【正しい歯科医院経営】
＜健全な高収益型歯科医院経営の「やり方」＞
　を知っている人
　道場で学ぶこと、それは幸福な人生を送るための「あり方」と「やり方」
　歯科医であれば人生は「医療」、「経営」、「プライベート」となる。その人生を幸せにするために学ぶ。
「幸福」とは「幸せな成功」のことで、その獲得のためには
「あり方」、「知識」、「技術」、「やり方」が必要。それを道場で学ぶ。

●●● 『宇田川道場の真髄』

　宇田川道場の講義の構成は、「精神」、「技術」、「頭脳」からなる「三位一体」（トリニティ）です。

　そしてこの３つの輪が重なった部分が「成功」といってもよいかもしれません。

　重なる部分が大きければ大きいほど、得られる成功も大きいと言えるでしょう。

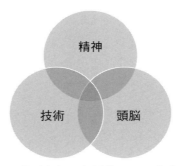

三者が交わった部分　＝　成功

　繰り返しますが、道場で学ぶこと、それは幸福な人生を送るための、「あり方」と「やり方」

　歯科医であれば、人生は「医療」、「経営」、「プライベート」となります。

　その人生を幸せにするために学びましょう。

「幸福」とは「幸せな成功」のことで、

　その獲得のためには「あり方」、「知識」、「技術」、「やり方」が必要です。

それを道場で学ぶのです。

　さて、昨今のセミナー市場をみると、人を煽り立てるキャッチコピーで溢れています。
　例えば『決定版！　これさえやればあなたも億万長者になれる！part.2』、『だれも知らなかった　超簡単利殖法』、『こっそり億万長者はやっている　株のABC』、『インプラントはもう古い　これからの歯科は訪問だ』、『ヒアルロン酸でがっつり儲けろ！』、『まだ誰も知らない高濃度ビタミンC点滴療法で差別化しよう！』など。
　このような内容のものが毎日毎日メルマガで届けられます。
　さすがに人に売らんがためのアジテーションで、読み進むうちに『自分も早くやらないと乗り遅れる』と焦ってくるのではないでしょうか。
　読者の方のなかにも情報に敏感な方が多いと思います。自分のことと思い当たる方が多いのではないでしょうか。
　でもよく考えてみてください。
　このキャッチコピー、冷静にみると、滑稽なものばかりではありませんか。どう考えても、そんなウマい話があるはずがないと落ち着いて考えればすぐわかります。
　特に歯科関係になると、その方法で成功している先生が紹介され、そのノウハウの一部がチラッと出てたりします。が、私自身、その先生本人を知ってることが結構多く、？？と思うことも多いのも事実です。

時には思わずクスッと笑ってしまうこともあります。

　まあ、その先生本人はその方法でうまくいったのでしょう。でも、その環境やそこに至るまでの経緯があってこその成功例だということを忘れてはいませんか？

　また、成功している事例だとしてもこのように公開された時点で、もう古い情報なのです。実はいま本当にうまくいってるやり方はそんなに簡単には公開なんかしないのです。遠く離れたところから眺めると、みな「やり方」を何とか手に入れようと必死になってあえいでいるようにもみえます。

　日々、一生懸命診療をやっているのに成果があがらない、スタッフとの人間関係がうまくいかない。

　そんな先生たちがそれこそ藁をもつかむ思いで「やり方」をあさっているのです。

　セミナー業者の格好のマーケットとなっていることも知らずに……。

　ちょっと言い過ぎたかもしれません（笑）

　でも、そのセミナーに参加してみて、またはDVDを購入してみて、まぁ、3日間はちょっとモチベーションが上がるでしょう。

　しかし、残念ながらそれで「おわり」。

　日々の忙しさにかまけてそのセミナーは「参加したことに意義がある」だけのものとなり、DVDは机の上の書籍の山の一部と化す。または、うまくやって（笑）「30日返金保証」で送り返す。

　なぜ？

なぜ、他人の「やり方」を真似てもうまくいかないのでしょうか？
　それは人としての「あり方」ができていないからのです。他人の「やり方」だけ真似てもうまくいかないのです！　そう　それは単なる「サル真似」でしかないのです。

1．目的をもて（ワークシート）

　みなさんに聞きます。

　みなさんは「何を目的」に生きているのですか。

　仕事に限っていえば「何を目的」に歯科医業をしているのですか。

「目的」とは「理念」と言い換えてもよいでしょう。

　また、「存在理由」といってもよいでしょう。

　この「目的」がはっきりしているか、いないか。

　そんなこと言われても「目的」なんて考えたこともないという方も多いのでは？

　安心してください。

　驚いたことに世の中の8割の人は、生きる「目的」がはっきりしていないのです。

「なあーんだ、じゃあ"目的"なんてなくてもいいじゃないか。そんなことどうだっていいじゃないか。」

　そう、どうだっていいのです。

　パッとしない人生で終わるなら。

「いや、自分はこの現状を何とかしたいんだ！　成功者になりたいんだ！」

　というのなら、

「目的」をもて！

　そう、「目的」は「わかる」ものではなく、「もつもの」なのです。

つまり「目的」は、作ればいいのです。
　なぜ？
「目的」ができると、
人としての「あり方」が明確になってくるからです。
　そう、つまり、
「目的」は、その人そのものの反映なのです。
　人は「目的」遂行のために行動に出るのです。
　実は「目的」は、その人の「遺伝子プログラム」から作られています。
「目的」は目指すべき「ゴール」といってもよいかもしれません。
　この「目指すべきゴール」のことを「コア・ビジョン」といいます。コア・ビジョンに関しては後ほど詳しくお話しします。
　元に戻りましょう。考えてもみてください。
　登る山の頂を見据えないで、いきなり登山を始める人がいるでしょうか。
　そう、山そのものが人生なら、目的はその山の頂点だといえます。
　人生において「目的」は最も大切なものであり、「目的」なしの人生は、ただいたずらに「時」を浪費しているにすぎないのです。

「目的」を明確化することで、判断ミスを防ぐ。
目先でなく未来を見据えた判断をしていくのです。

「目的」をもつと人としての「あり方」が見えてくる。

あなたの人生の目的は

2．信念をもて（ワークシート）

　信念というのは、自分に対する「思い込み」です。「思い込み」というと、悪い側面ばかりがクローズアップされますが、それは「他人に対しての思い込み」の場合です。

　他人に対して使うときは「悪い思い込み」になります。

　例えば、車を運転する際、横断歩道を渡ろうとしている人に「あの人は止まってくれる」と思い込むこと。これは「悪い思い込み」です。

　また、同僚に対して「あいつはどうせオレのことを認めない」と話し合う前から思い込むのも「悪い思い込み」です。

　では、自分に対する「思い込み」とは、具体的にはどんなことなのでしょうか？

「自分はできる、やれる」

「自分は価値のある人間なんだ」

「役に立つ人間なんだ」

　うぬぼれともとられかねませんが（笑）、実はこれは「よい思い込み」なのです。

　信念とは自分がどうありたいか、どうなりたいかの目的に対しての「よい思い込み」なのです。

「信念」とは**「思い込み」**であるといいましたが、では何を思い込むのか？

　それは「自分」には**「可能性」**があると思い込むのです。

そして、それを**信じ続けること**なのです。
　そして、自分だけでなく周りの人たちも幸せにできるための大事な思い込みなのです。
　どうやったら思い込めるのか？　一緒に紐解いていきましょう。

● ● ●　**【４つの自信】自ら信じることがすなわち「自信」である**

　人材教育コンサルティングのアチーブメント株式会社（https://achievement.co.jp/）の教材「プロフェッショナル・セールス・マネジャー」にセールスパーソンが身につけるべき「４つの自信」が書かれています。

- 会社に対する自信
- 商品に対する自信
- 職業に対する自信
- 自分に対する自信

　これを歯科医師に当てはめてみると次のようになります。

　４つの自信
「自分」に対する自信
「職業」に対する自信
「医院」に対する自信
「治療」に対する自信

● ● ● 【目的と信念】「目的」と「信念」をもつこと

これにより、自分が宇宙の座標の中でどこにいて、どこに向かっているのかが明確になります。
これが「人としてのあり方」なのです。

あなたの生きるうえでの信念とは

- 現在地を確認する
- 「目的」＝「あるべき自分」を明確にする
- そこへ向かう原動力が「信念」である

3．人とのかかわり＝人間関係

「人間関係」。そう聞いて、どのようなことを思い浮かべるでしょうか。

友達関係はうまくいってる、そんな方でも、医院経営となるとどうでしょうか？

●●●院長が最も怖れる言葉

それはスタッフからの、
「あの～、院長、お話があるのですが……」
という一言ではないでしょうか（笑）

いつ声をかけられるかドキドキしながら、診療業務が終わるとさっさと院長室に引っ込む、みなさんには、そんなことはまさかないとは思いますが。

よくあるのが、勤務医時代はスタッフにモテて、
「スタッフとの人間関係が何が難しいんだよ。スタッフは大学時代の先輩後輩みたいな関係だろ。結構スタッフから相談に乗ってほしいってオレよく言われるし……。

まぁ、オレに関してはスタッフとの人間関係は問題ないな」なんて言ってた勤務医が、いざ、開業となって、スタッフを集めて仕事を始めたら、あっという間に人間関係地獄に陥る。

ひどいのは、勤務医時代にかなり信頼関係を構築し、
「先生が開業するときは、ワタシ、オープニングスタッフとしてつ

いていきますからね。新人スタッフ教育も医院の色々なシステムもワタシ、頑張ってやりますから。絶対連れて行ってくださいね」
　なんて言ってたスタッフが、開業後どんどん顔色が曇って、まだ1年もたたないうちに前述の
「あの〜、院長、お話があるのですが……」
となり、場合によっては怒鳴りあいの大ゲンカ、ほかの新人スタッフも一緒に辞めていって……。
　安心してください。これは架空の話ですから（笑）
　なんで、スタッフとの人間関係ってこんなに難しいのでしょう？
　それは当然といえば当然のことです。
　考えてみましょう。日々の診療のなかでさまざまなシチュエーションがあり、診療行為をすれば必ずその結果があり、また診療準備・消毒、受付会計業務や掃除など、それぞれにいろいろな結果があります。その日々の業務のなかでまったく何もトラブルがないということのほうが少ないのではないでしょうか。
　院長は基本、経営者です。経営者は管理者です。
　管理者がいれば被管理者もいます。そこでは命令系統というものが存在します。
　すべての業界で基本そうなっています。
　人はひとたび命令系統の上位に立ったとき、何をするのでしょうか。
　そう、「組織を守る」ということをするのです。そこで、管理者の意に反した出来事が起こったときに、どういう行動に出るので

しょうか。

　簡単な例でいうと、審美的にかなりすぐれ、適合も完璧な前歯部のオールセラミックスクラウンを合着しようとして「レジンセメント練ってください」とアシスタントに言ったら、聞き違えたのかコアレジンを練って差し出した。

　このとき、あなたであればどんな反応をし、どんな行為に出るのでしょう。

　そう、ほとんどの先生がその瞬間顔を真っ赤にして何かを口走るでしょう。

　そして、そのアシスタントもまた真っ赤な顔をしてうつむくでしょう。

　こういうことの連続が次第に院内の空気を重くさせて、スタッフの顔から笑顔が消え、さっきまで顔を真っ赤にして頭から湯気を出していた院長は、こっそり院長室に逃げ込み出てこない。そしてある日、その日がやってくる。

「あの〜、院長、お話があるのですが……」

　さらにもっとひどい場合には、朝出勤してみると、通用口の鍵が開いていない。あれっ、おかしいな？　と思いつつ、いやな予感が脳裏を駆け巡る。

　ドアの鍵を開け、取っ手に手をかけるときは、心臓が口から出てきそうなくらいバクバクになっている。部屋に入った瞬間、目に飛び込んできたのはテーブルの上の複数枚の白封筒。封筒の表書きが目に入った瞬間、今度は頭の中が真っ白になる。

人によってはその場にへなへなと座り込み、人によっては大声でわめき散らす。
　そこには、まさに人間関係崩壊の地獄絵がひろがる。
「人間関係」の崩壊
　人は自分にとって重要だと思う身近な人との不満足な人間関係により「不幸感」に苛まれるのです。
　そして、あらゆる「問題行動」の原因は「不幸感」なのです。
　１人の人間として身近な人は、まず第一に家族です。
　家族、特に妻との、または夫との「不満足な人間関係」は？
　好きで結婚したはずなのに、月日の経過とともに「不満足な人間関係」になっていくことは多いかもしれません。
　恋人時代を思い出してください。
　相手の「望み」を何とかしてかなえてあげたい。
　そのためには自分が我慢しても何の悔いもない。
　いや、自分が犠牲になっても相手が喜んでくれるなら、
　相手の望みがかなうなら喜んで相手のために行動しよう。
　だれでもそうしたはずです。
　清らかな純愛物語。
　それが月日の経過とともに、いつの間にか
「相手の犠牲に自分が？　ありえない」
　というような感じになっていき、ことあるごとに相手に自分の考えや意見を押し付け、自分の正しさを相手に押し付けるようになっていく。

押し付けられた相手にとっては、どう考えても「満足な人間関係」とは思えない。
　次第に会話が減っていき、それぞれ別の時間を過ごすようになっていき、そしてそれがひどくなって「家庭内暴力」、「不倫」などの「問題行動」にエスカレートしていくのです。
　そしてスタッフ。
　基本的に他人であるスタッフとの「人間関係」は個々それぞれです。
　ビジネスライクのドライな関係から、家族のような温かい関係まであり、歯科医院には他の業界とは違う複雑な人間関係になりやすい要素をはらんでいるのです。
　歯科医師⇔コ・デンタルスタッフ
　経営者　⇔勤務者
　先にも述べましたが、日々の業務のなかでまったく何もトラブルがないということのほうが少ないでしょう。
　そこから生じる「複雑な人間関係」
　あなたは身近な大切な人たちと良好な関係を築けていますか。

4．怒りとは（ワークシート）

　人間関係からくるストレスで多くの人が悩む現代社会。いま、最も支持を受けている心理学は「アドラー心理学」といえます。

　アドラー心理学では、個人をそれ以上分割できない存在であると考えることから、人間の生を、個人という全体が個人の必要な機能等を使って目的に向かって行動している、というふうにとらえています。より具体的には、人間は相対的にマイナスの状態（劣等感を覚える位置）から、相対的にプラスの状態（優越感を覚える位置）を目指して行動している、と考えているのです。（Wikipediaより）

　アドラー心理学の理論的な枠組みは、次の5つを基本前提として受け入れていることによって成立しています。

●●● 5つの基本前提（5 Basic Assumptions）

1．個人の主体性（Creativity）

　個人をそれ以上分割できない存在であると考えることから、全体としての個人が、心身を使い、目的に向かって行動している、ととらえる。

2．目的論（Teleology）

　全体としての個人は、生物学的には個体保存と種族保存、社会学的には所属、心理学的にはその人らしい所属、という目標のために行動する。

3．全体論（Holism）

アドラー心理学では、個人を、例えば心と身体のような諸要素の集合としてではなく、それ以上分割できない個人としてとらえる。したがって、アドラー心理学では、心と身体、意識と無意識、感情と思考などの間に矛盾や葛藤、対立を認めない。

4．社会統合論（Social Embeddedness）

人間が抱える問題について、全体論から人間の内部に矛盾や葛藤、対立を認めないことから、人間が抱える問題はすべて対人関係上の問題であると考える。

5．仮想論（Fictionalism）

全体としての個人は、相対的マイナスから相対的プラスに向かって行動する。

ここでいう、「人間関係」をアドラー的に解釈すると、人間は社会的動物であることから、人間の行動は、すべて対人関係に影響を及ぼします。そして人間が抱える問題について、全体論から人間の内部に矛盾や葛藤、対立を認めないことから、『**人間が抱える問題は、すべて対人関係上の問題である**』ととらえられます。

つまり、アドラーは「人間は人間社会において生存しているものであって、その意味で社会に組み込まれた社会的存在なのである。社会的存在であるので、対人関係から葛藤や苦悩に立ち向かうことになるが、個人のなかでは分裂はしていなくて一体性のある人格として行動している。すべての行動には対人関係上の目的が存在して

いる」と考えます。

　私たちはよりよい人間関係を築こうとしています。しかし、現実的にはそれがうまくいかず、「不幸感」に苛まれ「問題行動」を起こしていくのです。

「問題行動」の最たるものは、他人への「誤った怒り」でしょう。

●●●「怒り」とは？

「怒り」は人間の原初的な感情のひとつであると考えられています。

　最近の研究では、「怒り」は「危険にさらされた」という意識が「怒り」を喚起する万人共通の要素であると指摘されている。(ドルツ・ツィルマン　アラバマ大学心理学者)

　この「危険にさらされた」という意識には、物理的な危険だけでなく、自尊心や名誉に対する抽象的な脅威も含まれる。

「不当な扱いや無礼な扱いを受けた」、「侮辱された」、「大切な目標達成の邪魔をされた」などの意識が含まれる。(Wikipediaより)

　つまり、怒りは「自己愛」を傷つけられたときに起こる2次的(相手に対する)な感情です。

　ただ、事象が起きてから怒りが喚起されるまでの時間がものすごく短いため、「怒り」こそが初発的感情と錯覚されやすいのです。

　初発の事象が自分の「信念」、「目標達成」の邪魔をしたと認識すると、その事象のために自分の「信念」、「目標達成」が阻害され、本来なら1次的(自分に対する)な感情である「悲しい」、「寂しい」という感情が出てくるのですが、そこから2次的に喚起される「怒

り」の発現が猛スピードなので「怒って」いる本人も本当の感情が「悲しい」、「寂しい」であることに気づいていないのです。

　たとえていうと、インプラントのオペ中に、滅菌したインスツルメントの何本かをアシスタントが不潔な手で触ってしまいました。

　術者はそれを見て真っ赤な顔をして怒鳴ります。
「こらっ、君は何をやっているんだ！　いつも不潔な手で触ったらダメだと言ってるだろう。何度言ったらわかるんだ。この前も同じことをやってガッツリおこられただろう？

　もう、いい加減にしてくれよ！　これじゃ、いいオペはできないよ、君のせいで。ほんと、○○なんだから！」

　さて、ここで術者はなんで「怒った」のでしょうか。

　アシスタントがミスをしたから？

　ほんとにそうでしょうか？

　本当にアシスタントがミスをしたから「怒った」のでしょうか？

　実は違うのです。

　滅菌した器具を不潔な手で触ったことが、「安心・安全」な手術を実施するという自分の「信念」の邪魔をしたから「怒り」が出たのです。

　本当はその「信念」の邪魔をされて、「悲しい」、「寂しい」感情だったはずなのですが、一瞬にして「怒り」が登場してしまった。

　この「信念」は「怒り」にとっての価値観なのです。

　この例でいうと、
「安心・安全」な手術の実施。

それは、
「患者さんのため」と「スタッフのため」
であり、ひいては、
「医院とスタッフと患者さんの幸せのため」
という価値に辿り着く。
　つまり、
「医院とスタッフと患者さんの幸せのため」という「信念」が、「危険にさらされた」ために「怒り」が喚起されたのです。
　実際、スタッフがミスをしたとき、「ミスをしたスタッフ」のことに思考をフォーカスせず、「いつもスタッフに感染防御の注意をしていたのは、『医院とスタッフと患者さんの幸せのため』にということだったよな」ということに思考をフォーカスするのです。
　すると、驚いたことに「怒り」という感情は喚起されません。つまり、「怒り」が出てこないのです。
「怒り」の代わりにスタッフに「こと」の本質を説明し、スタッフ自らが自分の行為を反省するようになり、当然謝りの言葉も出てくるでしょう。
　言い方を変えれば、スタッフに謝る時間を与えることになり、すると「怒り」はなくなってしまうのです。
　大事なことは、
「怒りの本質」を知ること。
　自分が怒りの感情を感じたとき、
「何を大切にしていたから、その感情になったんだろうか？」

と問いかける。

「大切にしてるもの」がなければ「怒れない」のです。

これができると、何か自分が感情のコントロールができる人のように思え、ちょっと人格のステータスが一段上がったかのような気さえするようになります。

Ex 1：
信念＝医院と患者様とスタッフの幸せのための、安心・安全な治療
事象＝スタッフのミス
1次的感情＝大切な「信念」が危険にさらされ「悲しい」・「寂しい」
2次的感情＝スタッフに対する「怒り」

Ex 2：
信念＝＿＿＿＿＿＿＿＿＿＿＿＿＿＿＿＿＿＿＿＿＿＿＿＿
事象＝＿＿＿＿＿＿＿＿＿＿＿＿＿＿＿＿＿＿＿＿＿＿＿＿
1次的感情＝大切な「信念」が危険にさらされ「悲しい」・「寂しい」
2次的感情＝＿＿＿＿＿＿に対する「怒り」

コラム1

リーダーに必要な「感情のコントロール」

リーダーに必要な「感情コントロール」

感情のコントロール＝人生のコントロール

感情のコントロール＝仕事の成果のコントロール

自分の感情がコントロールできていないとき、

怒りを未然に防ぐにはどうしたらよいだろう？

1. 自分自身の合図をもつ

    「忙しい」、「時間がない」、「疲れた」などの言葉を口にするようなことがあったときは、感情のコントロールができていない黄色信号

2. 「人」にフォーカスしない、「こと」、「もの」にフォーカスする

3. 怒ろうとしている自分を認める

    「あ～、あいつまたミスしてる。このことに怒ろうとしているオレは、怒って当然だ」

5.「褒める」ことへの誤解

よく
「人を褒めなさい」
「人は他人から褒められたらうれしいもの、だから褒めなさい」といいます。
　これって本当なのでしょうか？
「他人から褒められたらうれしいけど、他人を褒めるのは苦手」というわがままな人も結構いて、案外「なんでオレは人を褒められないんだろ」と悩んでいたりするのです。
「褒めたほうがいいのはわかっているけど、できないんだ」
「褒めるのって照れくさい」
「褒めたいけど褒められない」
など、他人から何かしてもらうことしか考えてない人も意外に多いようです。
　そんな方に朗報です！
　あなたはもう「人を褒めなくていい」のです！
　あなたはなぜ他人を褒められないのでしょうか？
　それはあなたの深層心理に「人を勝手に評価したくない」という「信条」があるからなのです。そう「褒める」という行為は穿った見方でいうと、高位から他人を見下しているようにもとれます。あなたは他人を簡単に批評・評価したくないのです。
　また、「褒める」行為は「褒美」で「ひと」を釣る、コントロー

ルする行為とも考えられます。これは自分の望むように相手を変えようとする。結果的には人間関係を悪くする行為ともいえます。

　でも、褒めなければスタッフとの人間関係はうまくいかないんじゃないか？　と思われる方もいます。しかし「心配　ご・無・用！」
　そう「褒め」なくっていいんです！
　ただ、やってほしいことがあります。
「3S」と「I（アイ）メッセージ」です。
「3S」とは、「素敵」、「すごい」、「素晴らしい」の頭文字をとって「3S」。
「Iメッセージ」とは、「○○してくれて、ぼくはうれしい」
「○○さんのおかげで、わたしは楽しい」というように相手や相手の行為を評価することなく自分の心情を呟くこと。
　例えばスタッフのAさんが、技工室の流しをピッカピカにしてくれたとします。
　そのとき「石膏の汚れをきれいにしてくれて、Aさん、偉いね」と言うのが、
「Youメッセージ」
「Aさんが石膏の汚れをきれいにしてくれて、オレはうれしいな！」と言うのが、
「Iメッセージ」
　この「Iメッセージ」なら照れくさがり屋のあなたでもテレなく言えるのでは？
　この「3S」と「Iメッセージ」を周囲に対し言いまくりましょう。

これで1ヵ月後、さらにまた院内の雰囲気がよくなるはずです。
　それができるようになったら、積極的に後述の「コミュニケーションの極意」を院内に落とし込みます。このころはもうすんなりスタッフの意見を聞けて、励ましたり、応援したりできるようになっているはずです。
　もう、こっそりと、院長室に「引きこもら」なくっていいのです。

「こと」にフォーカスし、「ひと」にフォーカスしない。

6．自分を認める

　一生懸命にやってきた「自分」を認める。

　このことは非常に重要です。

　過去にやってきたことは、すべてそのときの自分にとって、とり得る最善の行動を自ら選んでいたのです。これは過去の行為を反省しなくてよいといっているのではありません。反省はすべきであり、しなくてはなりません。しかし、過去の行為をいくら悔いても過去を変えることはできません。過去はすでに「虚」だからです。「虚」とは記憶の世界にはあっても、現実世界には存在しないということです。

　存在しないものを変えることはできません。また、存在しないものに捉われていることも実は「虚」なのです。「虚」の世界でいくらエネルギーを使っても何も変えることはできないのです。

　過去の自分のすべて（よいことも悪いことも）を認めることで、過去を断ち切る勇気ができます。

　「過去と他人は変えられない。自分と未来は変えられる」

　ミスした「人」にフォーカスしない。起こった「事象」にのみフォーカスする。

自分を認めるように「他人」も認める

　それが過去の呪縛を解き放ち、あなた自身のもつ全エネルギーを未来へ向かって使うことができるのです。いまこの一瞬の先の未来を作れるのはあなた自身です。

未来をよくすることも悪くすることも
あなた自身の「考え＝思考」
で決まります。

> **コラム2**
>
> ### 過去に捉われる
>
> 過去に捉われていないだろうか。
> 過去に起きたことは「事実」である。
> しかし、その解釈は「虚」であり、この過去の解釈に捉われることはまったくもって無意味である。
> いや、無意味どころか、絶対に避けて通らなければならない。

7．なりたい自分になる

●●●「アウトカム」とは？

「すでにそうなっている未来を描く」こと。

「もし、望ましい未来が叶っていたら、それはどんなシーンか、そこでは何が聞こえていて、どんな気持ちを抱いているか」を想像し、五感を通じて疑似体験する。

　未来から現在に向かって、「この状態を実現するためには何が必要か」を考える。

　　視点は「未来から現在を見る」印象

アウトカム＝「リアルに想像した"望ましい未来"」

　・コア・ビジョンへ向かう通過点

　・あなたにとっての「なりたい自分」とは？

●●●あなたのコア・ビジョン、バリュー、ミッションは？

コア・ビジョン	本当の願望『辿り着くべき場所』＝「ありたい自分」
	生きる目的
	コア・バリューが発揮できる世界
コア・バリュー	核となる価値観・信念

> コア・ミッション　使命・存在意義
> あなたのコア・ビジョン、バリュー、ミッションは？
> コア・ステイト　　次の Stage に行くためのマインド
> 　　　　　　　　「その場所にふさわしい人物」に
> 　　　　　　　　形成する　こころのあり方

あなたのコア・ステイトは？

　いまもっている土台（ステイト）を創りかえる
→お金とは
→ヒト／モノの捉え方を
　望むべきステージの人のそれに洗練させる
→恐れと向き合う、恐れることを恐れない自分になる
→コア・ステイトを手に入れる
＝自分を活かす天才になる
⇒なりたい自分になる
＝真の成功者

●●●あなたの現在をアゲハチョウの幼虫としましょう

　柑橘系植物の葉を貪り食う毎日。

　はじめは小さくて、鳥の糞と見まがう色彩だったけれど、いまでは緑色の体に大きな目玉模様。敵が近づいてきたら、おもむろに角を出し、強烈なにおいを浴びせかける。立派な体躯で木の枝を動き

回っては葉を貪り食う。

　数々の天敵を追い払った誇りもある。

　そんなある日、晴れた空をきれいなチョウが優雅に飛んできたのを見た。

「きれいだなぁ。なんて素敵なんだろう。俺とは違う世界に生きるいきものなんだな。俺はこの枝から一時たりとも離れることはできない。離れたが最後、地面に落ちて死んでしまうかもしれない。でも、あのチョウは違う。優雅に飛んだり枝に止まることもできる。スリムなボディとすらっとした肢。それに比べ自分の格好ときたら……。あんな風になりたい。でも、なれるわけがない」

　本当に？　本当にそうなのだろうか？

　アゲハチョウの幼虫＝イモムシは空を優雅に飛ぶチョウを眺めては、

"ああいう風になりたいなぁ。でも俺には無理。住む世界が違う別のいきもの。どんなに頑張ったって無理なものは無理"

"俺がチョウになるとしたら。お金を貯めて。

　まずラ○○ップ、に行ってシェイプアップして、それから羽を買いに行ってこなきゃ。でもあの羽どこで売ってるんだ？　あ〜、考えれば考えるほどチョウになるなんて無理なんだ"

　そんな風に考えるしかなかった。

　これを自分の実世界に置き換えてみたら、こんなことはないでしょうか。

何かで大きく当てて、大金持ちになった○○社長。
　昔は同じ大学で机を並べて共に学んだ仲だったのに。
　いまじゃ住む世界が違うほどの大成功者。
　あいつと俺はもっているものが違かったんだ。
　いまじゃどう転んでもあいつには及ばない、勝てない。

　こんな風に自分と成功者とを、別世界のいきものと思い込んではいないでしょうか。

● ● ●**話をイモムシに戻しましょう**
　イモムシ仲間のＳ君は、イモムシの仲間ではちょっと変わり者。
　Ｓ君はいつも「俺はいつかあのチョウになってやる。必ずなる」と言っては仲間から馬鹿にされていた。
　自分もそんなＳ君を馬鹿にする一人だった。Ｓ君以外の仲間はいつも愚痴をこぼし、また何かできないときは言い訳ばかりしていた。
　自分としてはＳ君といると疲れるし、言い訳ばかりしている仲間と一緒になって愚痴をこぼしているほうが楽だし、それはそれで楽しかった。ただ、できない連中と馬鹿話に花が咲いた後、一人になると"こんなことでいいのだろうか"と底知れぬ不安にかられるのであった。
　ある日、カラスがやってきた。
　巨大な鳥の前に自分らは抵抗すべくもなかった。多くの仲間がカ

ラスの餌食になった。
　運良く助かった自分は、あたりを見回して不思議な光景に出くわした。
　あのＳ君が見たこともないへんちくりんな形に変態していたのだった。
　ほとんど動かない。しかし、ときたま苦しそうに体をよじり、また静かにじっとしている。
　そうだ、サナギになったのだ。
　自分は驚きのあまり恐ろしくなった。"Ｓ君は何かの魔法にかけられてしまったんだ"
　数日後、さらに驚きの事実が起こった。そうだ！　Ｓ君がいつも言っていたとおり、チョウになって現れたのだ。
　Ｓ君は言った。
「〇〇君、ほら僕はチョウになったよ！　いつも言ってたとおりになった」
　自分は聞いた。
「本当だ！　でもどうやって？」
　その問いにＳ君がくれた答えはこれだった。
「チョウになると決めたから、チョウになったんだ！」

「チョウになると決めたから、チョウになった？」

●●●つまりこれが、コア・ステイト

コア・ステイト　次の Stage に行くためのマインド
　　　　　　　　「その場所にふさわしい人物」に
　　　　　　　　　形成する　こころのあり方

　S君は言った。

　いつかチョウになりたいと思っていたが、なりたいだけではなれないと。

　すでになったと、チョウになったつもりで自分に言い聞かせていたら、ある日カラダに変調が来た。

　そう、サナギになったんだ。

　自分が辿り着くべき場所を明確にして、使命をもって自分の価値観・信念を発揮しようとしたら、サナギになった。

コア・ビジョン	本当の願望『辿り着くべき場所』＝「ありたい自分」
	生きる目的
	コア・バリューが発揮できる世界
コア・バリュー	核となる価値観・信念
コア・ミッション	使命・存在意義
コア・ステイト	次の Stage に行くためのマインド
	「その場所にふさわしい人物」に
	形成する　こころのあり方

アゲハチョウ　＝　世の中で成功している人
イモムシ　　　＝　いまの自分
イモムシの延長上に、アゲハチョウはいない
イモムシの「選択」＝　サナギになる
サナギの中でイモムシのとった行動とは？
みずからチョウになると決めただけ。

そして、そのときに、
「何も足さない」
「なにも引かない」

コア・ステイトを手に入れただけ

なりたい自分になる。

　サナギの中で、S君のカラダはドロドロになり、細胞が再構成されて新しい形に再編成された。
　シェイプアップもしないし、ましてや羽も買いに行っていないのに。
　華麗なチョウの姿になった。
　いや姿だけではない。
　考え方も行動もすべてチョウそのものになったのだ。
　なりたい自分になる！

あなたもなりたい自分の考え方に「マインドセット」＝「変容」すれば、
　なりたい自分になれる！
　あなたもなりたい自分になれるのです！

　以上は、私自身が実際にご指導いただき、ここ数年では最も影響を受けた方の一人である秋山 ジョー 賢司氏から教えていただいた、「マインドセット」をわかりやすく記述したものです。彼は後述の日本経営教育研究所　石原 明氏も認めたエグゼクティブコーチで、彼のコーチングを受けていくなかでおぼろげだった自分のコア・ビジョン「ありたい自分」が明確になり、そこに至る通過点であるアウトカム「なりたい自分」を実現できる自信をいただきました。成功者に共通するマインドとして、彼はこんなことも言っています。

「私は、完璧だ。なんでもできる。
　失敗もできるし、落ち込むこともできる。
　そして、立ち直ることさえできる。
　どうだ参ったか。　　　　　　　　　　by Joe」

──────────────────────────────

■秋山ジョー賢司
http://joe-akiyama.com/
■ Podcast「秋山ジョー賢司の『稼ぐ社長のマインドセット』」
http://joe-akiyama.com/cst_podcast/

8．感謝せよ（ワークシート）

　宇田川道場　道場訓に戻りましょう。

　三番目に、

『感謝せよ』

と書かれています。さて、何に感謝するのでしょう？

　答えは、『すべてのものに、感謝する』のです。

『人間関係は「感謝」で形作られる』

　上から目線で「褒める」のではなく『感謝』するのです。

　他人に対して発する言葉。

●●●3Sメッセージ『素敵』『すごい』『素晴らしい』

　この3Sを必ず入れて話す。誰でも言われていやな気はしないでしょう。

　だから積極的に3Sメッセージを入れましょう。そして、

●●●I（アイ）メッセージ⇔YOUメッセージ

　スタッフが何かミスをしたとします。

　YOUメッセージ：○○君、君はまたミスをしたね。君はそそっかしい人だね。

　Iメッセージ：○○君、××してしまったのか。僕は悲しいな。君ほどの人がそんなミスをしたなんて。

言われたスタッフの心境は、どれだけ違うでしょうか。

YOUメッセージは、完璧に上から目線の言い回し。それに対してIメッセージは、完璧に自分の領域の思いを述べているだけです。

ちょっとした言い回しが人間関係をよくもし、悪くもする。

他人やすべてのものに感謝するには前提が必要です。

それは『一生懸命にやってきた「自分」を認める』ということ。

過去の自分を認めることで、他人を認められるようになり、ミスした「人」にフォーカスせず、起こった「事象」にのみフォーカスできるようにもなります。

自分を認めるように「他人」も認める。

そしてすべてのものに『感謝』する。

感謝せよ

『人間関係は「感謝」で形作られる』

上から目線で「褒める」のではなく『感謝』する。

・3Sメッセージ

『　　　　　　　　　　　　　　　　　　　　　　　』

『　　　　　　　　　　　　　　　　　　　　　　　』

『　　　　　　　　　　　　　　　　　　　　　　　』

- I（アイ）メッセージ⇔YOU メッセージ

> **コラム3**
>
> ### ありがとうは魔法のことば
>
> 「ありがとう」
>
> 何気ないこの一言が、あなたの周囲の人間関係を激変させます。
>
> 「ありがとう」
>
> たった五文字の言葉ですが、そこには宇宙のエネルギーが充満しています。
>
> 「ありがとう」
>
> 何かしてくれたときはもちろんですが、普段何気なく見過ごしている親切や「あるのが当たり前」と思っていることに対しても「ありがとう」というのです。
>
> 「ありがとう」は「有り難い」ということ。「あるのが当たり前」ではなく「有り難い」と自覚するのです。この立ち位置が変化することで、あなたの周りに不思議な現象が起きてくるでしょう。

第 2 章
正しい経営の〈やり方〉

序：選択・行動

「目的」をもち「信念」をもち「感謝」ができるようになったら即「行動」だ！

いや待ってください！

その前にしなければならないことがあるはずです。そうそれは「選択」です。

常に「優先順位」を考えて「するべきこと」と「してはいけないこと」に分けるのです。

「するべきこと」、「しなくてはいけないこと」が決まったらそう、ここで「行動」です！

どんなによい考えがあっても「行動」に移さなければ、未達に終わるのです！

1. 目標設定とは（ワークシート）

あり方
＝願望＝形而上＝形のないもの＝精神的・哲学的＝期限無
やり方
＝目標＝形而下＝形のあるもの＝物質的・実学的＝期限有
願望は「目的」
願望は目標に対して上位の概念（願望実現のために目標を立てる）
願望とは実現したい状態・状況　＝　コア・ビジョン
目標は願望に対して下位の概念（目標の達成により願望実現する）
目標とは、ある期間で到達するべきゴール

あり方を土台として、やり方への一貫性を貫くこと。

●●●あなたにとっての「願望（コア・ビジョン）」とは

　願望が明確になりましたか。願望が明確になれば「目標」が見えてきます。

目標設定は実学的なものです。日常の経営では、この「目標設定」と「目標達成」が仕事の根幹といえるでしょう。

【目標設定】
「あり方」から「やり方」への移行
具体性
数値化
時限性
実現性

あなたの医院の中長期の目標設定は

　具体的な医院の「理念（願望）」と「目標設定」を作るには４.の「経営計画書」の作成が必須です。

２．選択せよ（ワークシート）

『**選択せよ**』何を選択するのでしょうか。

『自分でコントロールできることと、できないことに分ける。できることを選択し、それに集中する』ということです。

●●●自分でコントロールできないこと

　過去・他人・天気・生理的反応・出自（親を選んで生まれる）・時の流れ

●●●自分でコントロールできること

　未来・自分・気分・思考・行為・時の使い方

●●●自分でコントロールできることに集中すること＝究極のタイムマネジメント

なりたい自分は選択できる。

どんな人物になりたいのか。

どんな人生を歩みたいのか。

これは偶然ではなく、自らが選択できることなのです。

「なりたい自分になる」＝「幸福を伴った成功」

では、実際の歯科医院経営では、何を「選択」すればよいのでしょう。

それでは、いよいよこの本の主題にいきましょう。

3．これから選択すべき6つの歯科医院形態

すべてのことは経営者である、院長自身が「選択」するということです。

歯科医院の形態も院長自身が選択します。そして経営者として「経営者の仕事」を完遂することが大切です。

経営者の仕事＝決断し責任をとること

判断 ⇒ 選択 ⇒ 責任

●●●**『歯科医院　これから目指すべき6つの形態』**

【目指すべき医院の4つの形】
①地域密着型小規模医院
②専門に特化した医院　小〜中規模医院
③地域制覇型中規模医院
④大都市制覇型大規模医院
　（日本経営教育研究所・石原　明氏による分類）
　これに宇田川による分類を加える
⑤大都市制覇型大規模医院　　①②③複合分院展開型
⑥プラットホーム型医院

ここで
石原 明氏をご紹介しておこう。

■石原 明氏　関連サイト

石原 明.com　　http://www.ishihara-akira.com/
日本経営教育研究所　http://www.nihonkeiei-lab.jp/
断る営業.com　　http://www.kotowaru-eigyo.com/

■著書・発行物一覧：http://www.ishihara-akira.com/shop/

◎『絶対儲かる「値上げ」のしくみ、教えます』
　　　　　　　　　　　　　　　　ダイヤモンド社　¥1,728
　>>> http://www.amazon.co.jp/dp/447806749X/

◎『ぼくだったら、そこは、うなずかない。』
　　　　　　　　　　　　　　　　ぼくら社　¥1,512
　>>> http://www.amazon.co.jp/dp/4833441225/

◎『営業マンは断ることを覚えなさい』
　　　　　　　　　　　　　　　　三笠書房　¥576
　>>> https://www.amazon.co.jp/dp/4837976549

◎『「成功曲線」を描こう。夢をかなえる仕事のヒント』
　　　　　　　　　　　　　　　　大和書房　¥1,512
　>>> https://www.amazon.co.jp/dp/4479791892

◎『すべてが見えてくる飛躍の法則
　　　　ビジネスは、＜三人称＞で考える。』
　　　　　　　　　　　　　　　　アスペクト　¥1,512

>>> http://www.amazon.co.jp/gp/product/4757220936/

では、各カテゴリーごとに説明をしていきましょう。

①地域密着型小規模医院
　⇒チェア数３台前後、一般的な医院
　院長のみ代診なし、スタッフ３名前後
- 売上よりも利益重視
- 医院拡大、組織化は考えない
- IT 活用は堅実に、販促費は控えめにする
- 保険治療中心、予防の浸透を促す
- リピート紹介、家族全員を来院させる
- 地域での評判が大切、顧客重視の接客
- スタッフは性格重視、入れ替えはコストと考え定着率を安定させる

【カテゴリーのポイント】
- 将来設計、計画は早めに考える

　日本の歯科医院の大半を占めるのがこの形態。
　このカテゴリーのほぼ９割が、年間医療報酬が 8,000 万円に届かない。
　院長に歯科衛生士１名、助手１名か、歯科衛生士なしの助手１〜

3名といった構成。

地域に密着し、患者も徒歩で通ってくる範囲にいる。

スタッフも縁故関係や紹介で入ってくることが多い。

利便性が悪い立地だとこの傾向は強くなり、勤務医や歯科衛生士の獲得は困難を極める。地域の評判で右往左往するので、なかなか患者に自費診療を勧められず、自費化に移行できにくい体質。

ただし、身軽なので立地のよい場所への移転やカテゴリーの変更はしやすい。

院長の判断・選択でどうにでもできる医院形態。

②専門に特化した医院

小〜中規模医院　（チェアー数3〜8台）

院長のみ、または代診（2〜3名）、スタッフ3〜8名

⇒ペリオ、エンドなどに特化

⇒インプラント専門医院

- 規模を大きくするなら専門分野で、地域で一番大規模な店舗を作る
- 売り上げ、利益共に重視
- IT活用、販促費は地域で一番を目指す
- 顧客の評判、口コミが大切、ブランドの構築は必須
- 規模によりスタッフの質、入れ替わりを考える
- 将来設計、計画は堅実に考える

【カテゴリーのポイント】
- 院長の人格、人間性は競争力として必要
- 院長がよく勉強（卒後研修・継続学習）していることが重要

　いわゆるプロフェッショナルの医院。

　保険医療制度導入前、本来は歯科医院はここから始まった。内科、外科に対して歯科である。

　近年は他科もそうであるが、科内で専門性が高まり、例えば内科で呼吸器・消化器・神経・血管・代謝系などに細分化されるように、狭い歯科でも保存の歯周病科・歯内療法、インプラントなどに専門分化してきた。

　専門特化しているので地域での競合には強いが、「うで」で売っているので普段からのたゆまない研鑽と医院のブランド化が必須である。

　高収益が見込まれるが、経費も高くつく。ハイパフォーマンスだがハイコストであることが多い。うまくブランド構築化できた医院では、医療報酬は日本のトップ１％以内に入ることもできる。

③地域制覇型中規模医院

　院長＋代診（2〜5名）
　⇒チェア数5〜15台、スタッフ10〜30人

- 地域で一番大規模な店舗を作る

- 売り上げ、利益共に重視
- IT活用、販促費は地域で一番を目指す
- 保険治療＋保険外治療、予防の浸透を促す
- 地域での評判が大切、ブランドの構築は必須
- スタッフは容姿、性格重視、入れ替わりはコストと考えず、競争力と考え、採用の仕組みを作る
- 将来設計、計画はダイナミックに考える

【カテゴリーのポイント】
- 院長の人格、人間性は最大の競争力と考える

　地域で一目置かれる医院。
　現在ではまだ少ないが、今後一番増加が見込まれるカテゴリー。
　理由としては最も採算性が高いからである。
　現在の歯科医院において最低限おかなければならないパノラマX線などの設備、配管に対する投資を考えた場合、過去に法人7軒、グループ併せて15軒の東京最大級の医療法人社団裕正会の理事長で、いまはアーリーリタイアしている渡部憲裕先生は、最も効率のよい医院規模はユニット5台であると語り、千葉県柏市の医療法人社団 感・即・動 理事長で康本歯科クリニック 柏の葉総合歯科院長の康本征史先生は、ユニット6台が統計的にみてベストだと言っている。
　彼らと私の意見の共通点は、以下のとおりである。

1診療所の構成要素を挙げていくと、配管設備でコンプレッサー、バキューム、エアドライヤーなど、ユニット3台と5〜6台ではさほど設備投資に差はない。

　また、パノラマX線のあるX線室もユニット10〜12台くらいまでは、1室で済む。待合室はそれなりの広さが必要になるが、かといって正比例で増やす必要はないかもしれない。

　外看板、広告費は同じ。しかし、患者さんや求職者からのイメージは小規模に比べて大きく違う。

　スタッフ構成はドクター2名、歯科衛生士2〜3名、受付助手3〜5名でうまく回せる。

　このカテゴリーのよいところは、診療所の大きさも、スタッフ構成もちょっとした大学病院の1診療科の雰囲気で、①のカテゴリーの1人の院長に対して2〜3人のスタッフという、「濃い」関係が薄らいでみえるので、求人がしやすいことがある。

　現代の若いスタッフは、院長と1対1で向き合い、師弟関係を強く望むようなタイプは少ない。どちらかというと、同年代の話せる仲間がいないと窮屈さを感じてしまうのである。特にコワモテの院長と古株の女性スタッフだけの医院に若いスタッフが好んで入ってくるとは思えない。いまの若い人は、どんなスタッフがいるのかを見学と称して探りに来るのである。

　また、このカテゴリーは診療にチーム制を導入できるため、個々が活躍しやすい環境を作れる。自費と保険をチーム別で担当できる。

当法人（医療法人社団スマイルプラス宇田川歯科医院）でいうと、院長のチームは100％自費診療チームで骨造成を含む高度なインプラントオペも行う。勤務医のチームはもっぱら新患受付と保険診療を担当する。

私個人は世界最大のインプラント学会ICOIの指導医であったり、医科の日本抗加齢医学会専門医であったりと、②のカテゴリーに入る。ただし医院は③のカテゴリーになる。

当法人のように専門職化を進めていき、かつ中規模化を目指すと必ずしも②と③に大きな境界がない場合もある。

④大都市制覇型大規模医院

⇒チェア数15〜30台

院長＋副院長＋多数の歯科医師（5〜25名）、スタッフ50〜150名以上、

および

⑤大都市制覇型大規模医院

①②③複合分院展開型　（宇田川による分類）

- 地域で一番大規模な店舗を作る
- 売り上げ、利益共に重視
- IT活用、マーケットで一番を目指す
- 保険治療70％、保険外治療30％。予防の浸透を促す
- マーケットでの評判が大切、ブランドの構築は必須

- スタッフは容姿、性格重視、入れ替わりは競争力と考える、採用の仕組み作りが決定的な決め手
- 将来設計、計画はダイナミックに考える

【カテゴリーのポイント】
- 院長の人格、人間性は最高、最大の競争力と考える

　日本の歯科医院の年間医療報酬のトップ 0.3％を占めるような医院群。

　最低でも 2 億円／年の医療報酬をコンスタントにあげる。

　まだそう多くはないが、今後団塊の世代の引退が続き、駅前などの立地のよい診療所が後継者不在で立ち行かなくなり、医院承継やM&Aなどにより増加傾向にあるといえる。

⑥プラットホーム型医院（宇田川による分類）
【宇田川の考えるまったく新しい形態】
　この形態は実は大きさが特徴なのではなく、その質が特徴的なのである。

　プラットフォーム、プラットホーム（英：platform）とは、周辺よりも高くなった水平で平らな場所（台地）をさす英語。中期フランス語（plate-forme）から英語に取り入れられた。

　転じて、官公庁の施策における "環境（整備）"、"基盤（づくり）"、

ソフトウェアやシステムにおける"動作環境"、作業をするための"足場"の意で用いられている。(Wikipedia より)

　われわれにとって最もなじみが深いのは、駅のホームである。

　転じて、ものごとの基礎・基盤という意味合いでも使われる場合がある。

　ビジネスに限っていうと、

『ビジネスの場を提供すること』、『プラットフォームビジネス』

　歯科医院でのプラットホーム型とは？

『ビジネスの場を提供すること』

　つまり、大規模な診療所の中に、複数の形態の医院が混在している形。

　イメージでいうと、総合病院の中に複数の診療科が混在している形。

　それが病院でなく歯科の診療所で起きている形態であることが、近未来的なのである。

　大きな待合室に総合受付。

　入り口近くは『保険診療中心医院』。

　奥に行くにしたがって、

『歯周病専門医院』

『矯正歯科』

『マタニティ歯科』、『こども歯科』

『老人歯科』、『歯冠修復＋補綴科』、『歯内療法＋マイクロエンド科』

『インプラント専門医院』
『審美治療＋美容整形科医院』
『咬合療法医院』、『心療歯科＋口臭外来』
『エステ＋ホワイトニング＋整体治療院』
『レントゲン科』
があり、インフラ、LAN、リネンサプライなどは共有する。

　一つ一つが専門性が高い小規模医院であるからこその小回りのよさと、クオリティの高さが特徴である。
『保険診療中心医院』が③のカテゴリーであるのに対し、他はすべて②の専門性の高い医院となっている。
　大学病院ではないところの『地域密着型専門分化型医院』形態という、まったく新しい医院がこれからあらわれてくると確信している。

コラム4

歯科界には明るい未来が待っている

学生時代に言われたこと
『おまえたちに未来はない』
教育者としてあるまじき発言!!

歯科界に未来はあるのか⁉

歯科界には明るい未来がある
なぜ、そう言えるのか？
1．ベビーブーマーが引退→駅前の好立地のテナントがあく
2．よい指導者の出現
3．技術革新

『歯科界には明るい未来がある』
それを享受できる人
それは時代が求める人
それは「人としてのあり方」がしっかりしている人
そして、
骨太かつ卓越した＜人としての「あり方」＞を通して
【正しい歯科医院経営】
＜健全な高収益型歯科医院経営の「やり方」＞を知っている人

4．歯科医院経営（ワークシート）

「経営」とは、何でしょう。

「経営」とは漢字源の解説によると

- 経……意味：縦糸。縦線。
   原則に従い縦に貫く
- 営……意味：いとなむ。仕事を切り盛りする。
   怠ることなく精一杯励む

　歯科医院経営に置き換えると、

歯科医業の事業目的・医院理念を達成するために、継続的・計画的に目標設定を行って実行に移し、事業を管理・遂行することと考えられます。

　そして、原理・原則に従い目的達成のために怠ることなく精一杯励むということになります。

　そして、**「医院は理念（願望、コア・ビジョン）の具現化を目的に経営される」**ということを理解しましょう。

　理念を土台にした経営を「理念経営」と呼びますが、これは歯科医院経営にとっても非常に重要な概念です。

●●●「医療法人社団 スマイルプラス 宇田川歯科医院　4つの理念」

　当医療法人社団 スマイルプラス 宇田川歯科医院の理念を紹介します。

【理念】

　宇田川歯科医院は
　患者様一人ひとりにあった
　最高水準の歯科医療により
　歯とお口の健康を通して
　患者様へ
　真の幸福を
　提供します。

【モットー】

　宇田川歯科医院は
　患者様にとって安心のできる治療を提供し、
　患者様のもっとも大切な人を
　診てもらいたい医院であり続けます。
　宇田川歯科医院は
　患者様と医院と地域の
　三者が幸せになるために日々
　貢献します。

【こころざし】

宇田川歯科医院は
患者様に真の健康と幸福を得ていただくことを
もっとも大切な使命とこころえています。
わたくしたちは
医療人としての教養と見識を高め
患者様の心の痛みを分かち合い
患者様の喜びを
自分の喜びとなれるような
人間になることを
お約束します。

【こころえ】

宇田川歯科医院に勤める私たちは
感性を磨くことにより患者様の心の痛みを分かち合い
患者様が口に出さない本当の望みを
感じ取れるようにします。
また、五感を研ぎ澄ませることにより
細部の変化に気を配り
安心安全な治療ができるように心がけます。
『楽な』仕事ではなく
『楽しい』仕事をします。
いつも明るい笑顔で挨拶をし

お互いを尊敬しあいます。

●●●あなたの医院の「理念」は？

「理念」とは医院の存在理由、つまり「目的」のことです。

この医院の存在の目的を明確化し、それを土台にして目標設定し、行動計画を立て日々実践する。

これが正しい（＝理想的な）経営といえます。

では、歯科医院経営のなかで院長は何をするのでしょう？ 院長も一般企業の経営者と同じと考えてよいと思います。では、理想的な経営者の仕事とは？

実に理想的な経営者とは大変です。

なぜなら、経営者の最大の仕事は「決断」し、結果に対して「責

任」をとること、だからです。

　経営者の仕事＝決断し責任をとること

　判断 ⇒ 選択 ⇒ 責任

　医院の『選択』とは、医院の理念・存在理由・目的を遂げるための

- 目標設定
- 計画化＝優先順位を付与した行動リスト＝「やること表」
- 日々の実践

　そのために有効なのが、
ブランディング・USP・SWOT分析・PDCAサイクル　です。

- ブランドになるためには「唯一性」と「継続性」が命
- USP《unique selling proposition》
　「医院の一番ユニークな点を売りにする」
- 自分の医院を分析すること⇒SWOT分析
- PDCAサイクルを回す

●●●●ブランディング

　ブランディングとは、何でしょう。

　ブランドになれば、

- 同じサービスを提供しても他者より多くの利益が得られる
- サービスを受ける側としては、高い信用度、安心、高性能、優越感が得られる

- そのブランドは「限りなく続く」と、受け手側が勝手に想像するようになる

ということです。

では、どうやってブランドを作るのでしょうか？

ブランドになるためには「唯一性」と「継続性」が命

唯一性とは？

そうたった一つということ。希少性。この世に一つしかない、とまではいかなくても、地域に一つだけとか駅前でうちだけとかいうのが唯一性です。

では、継続性とは？

人々がなぜブランド品を買うのか。実はそのブランドが未来永劫続くという幻想にとらわれているという理由があるのです。

また、ブランド側もその幻想を顧客に刷り込んで、そのブランドが未来永劫続くという安心感を与えているのです。

事実、クルマのTV CMでブランドのイメージを流すのは、もちろん新規顧客の開拓もありますが、実は既存ユーザーに対して、「うちの会社は、繁盛してますよ！　安心して次の新車に乗り換えしてください！」と言っているのです。

すでにファンになった顧客のほうが次回、より高額物件・物品を購入をしてくれる可能性が高い。ユーザーもTVで自分のお気に入りのクルマの画像が流れているとうれしいものです。

歯科医院もブランドを目指そう！

ブランドになればファンが付く。

一度ついたファンは離れない。

　初診時は「保険の範囲内で」と言った患者さんが、再初診時には「自費診療もやってみようかな」となるのです。

　もちろん、最初に入れた保険の補綴が具合がいいから、信頼が増して自費へ進むということを忘れてはいけません。

　では「継続性」はわかるとしても「唯一性」は、どうしたらいいのでしょう？

　USP《unique selling proposition》という言葉、聞いたことがあるでしょうか。

　USPとは医院でいうと、
「医院の一番ユニークな点を売りにする」ということです。

　まず医院の特徴を探す。

　本当に自信のあるものは何か？

　そして、

　医院全体が一丸となり、医院の強みを、患者さんに説明し、納得してもらうことが重要!!

　では、医院の強みって何？　改めて聞かれてすぐ「うちの強みは○○です」と答えられれば、とりあえず経営者としては合格ラインにいます。

　もし「う～ん、うちの強みって……なんだろ？」という方、安心してください、分析方法がちゃんとあります。それがSWOT分析です。

●●● SWOT分析（ワークシート）

自分の医院を分析すること⇒SWOT分析

- Strength（強み）　　医院の強み
- Weakness（弱み）　　医院の弱み
- Opportunity（機会）　来院される機会
- Threat（脅威）　　今後起こり得る不安・心配ごと

の頭文字をとって「SWOT」

このSWOT分析を実際にやってみましょう。

自医院のSWOT分析

- Strength（強み）　　医院の強み

- Weakness（弱み）　　医院の弱み

- Opportunity（機会）　来院される機会

- Threat（脅威）　　今後起こり得る不安・心配ごと

さあ、いかがだったでしょうか。

早速、貴院のUSP、SWOT分析をやってみましょう！

●●● PDCA サイクル

　経営者の最大の仕事は「決断」し、結果に対して「責任」をとること、でした。
　あなたは、いかがでしょうか。
　そして決断と実行したら、その結果に対して再評価を行っていますか。
　この「再評価」という言葉、歯周病の治療の流れで必ず出てくるなじみ深い言葉ですが、経営に対しても「再評価」をしているでしょうか。
　目標設定を行い、計画化と行動に『PDCA サイクル』という健全経営には欠かせない「再評価」の概念を絡ませていくのです。

　　PDCA サイクルとは、
P：Plan　　計画
D：Do　　　行動
C：Check　 再評価
A：Action　改善
のことで、計画を立て、行動したらその結果を再評価し、よかった点、改善すべき点を正しく認識し再計画を立てる。そして次の行動に出る。これを繰り返していくのです。

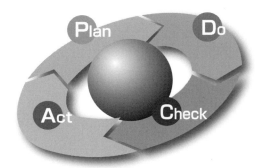

1. Plan（計画）：従来の実績や将来の予測などをもとにして業務計画を作成する。
2. Do（実行）：計画に沿って業務を行う。
3. Check（評価）：業務の実施が計画に沿っているかどうかを評価する。
4. Act（改善）：実施が計画に沿っていない部分を調べて改善をする。

　経営にとって再評価はとても重要ですが、やっていない経営者もいるようです。
　それは自分で自分の結果を評価するのは、ちょっと勇気がいるからです。
　人は良いときには、その成果は自分のおかげだと思い、悪いときには他に責任を擦り付ける。本当は反対ですね。
　良いときは他の人々のおかげであり、悪いときは自分に責任がある。

そう思える人が正しい経営者です。
あなたは自分を正しい経営者と胸を張って言えるでしょうか。
ぜひ、言ってほしいものです。

　宇田川道場　道場訓を見てください。
一、目的をもて
一、信念をもて
一、感謝せよ
一、選択せよ
一、行動せよ

「選択せよ」と言っています。
　ここで大事なことは、すべてのことは経営者である、院長自身が「選択」するということです。
　選択とは、イコール責任ということでもあります。
　経営者の仕事は、『判断』⇒『選択』⇒『責任』だということを忘れないでください。

●●●治療の3STEP®
　医院経営にとってブランディング・USP・SWOT分析がいかに大切かをこれまで述べてきました。
　では、当医療法人社団スマイルプラス　宇田川歯科医院のブランドは何でしょう？　そうです、『治療の3STEP®』です。

| 第2章　正しい経営の〈やり方〉 | 77

当院が全国的に有名になったもとが、このユニークな『治療の３STEP®』です。まさにこのUSPにより、ブランディングに成功したわけです。

　事実、複数の先生が『治療の３STEP®』をちょっといじってマネされているのを知っています（笑）

　では、『治療の３STEP®』とは何か。

　当院では初診時に最低でも30分の初診カウンセリングを行います。

　この際、患者さんに記入していただいた予診票をもとにカウンセリングをしていくのですが、一通り聞き終えた後で今度は当院の治療システムについて説明するのです（このあたりのツールや実際の資料は https://www.dental-diamond.jp/dojo/index.html よりダウンロードできます〔ID：udagawa　パスワード：kms〕）。

　当院の治療システムを一言で端的に表しているのが、この『治療の３STEP®』でなのです。『治療の３STEP®』とは、１．原因の除去、２．機能の回復、３．再発の予防のことです。

　http://www.udagawa-dental.com/3steps/

　当院の「医院理念」、「３STEP」、「インプラント治療」については、動画（YouTube）でわかりやすく説明していますので、ぜひご覧ください。

　当院のホームページを見ていただくと『治療の３STEP®』が閲覧できます。

　これを来院されるすべての新患の方に説明し、納得していただ

き、実行に移すのです。また、ホームページに掲載されていますが、第1STEPの「原因の除去」では、プラークコントロールに代表される「炎症のコントロール」と食いしばりなどのパラファンクションを除去する「力のコントロール」も行うので、単にカリエスや歯周病だけでなく咬合崩壊を招くブラキシズムなどの除去もその対象です。

そしてもちろん、『治療の3STEP®』はすべて有料です。

当院に来院される方の95％以上がこの『治療の3STEP®』に従って治療を進めています。残りの5％以下の方は『治療の3STEP®』自体を拒否される方と、総義歯の方、かかりつけ医があるなかでの急患来院者、旅行中の急患などです。また、初診時で拒否された方のなかでも救急処置が終わって落ち着いてくると、受診してくれる方も多いのが実状です。

医院の理念が患者さんにも共感を得ているからこそできるので、初診の方が帰宅時に書いていただく「初診アンケート」の満足度も10点満点で現在の平均値は8.5点です。第1STEPの「原因の除去」で行うパーソナルTBIもTBI終了後にアンケートを取り、担当歯科衛生士に対する評価ではほぼ全員が100点満点で100点をつけてくださいます。

患者さんが医院の理念を理解し、価値観を共有できるようになると、まずトラブルが起こらなくなります。たまに起きたとしても、電話での予約の取り間違いなど軽微なもので済んでおり、スタッフものびのびと仕事を楽しんでいます。

そして無断キャンセルが少なくなります。

無断キャンセルの全国平均が8〜10％のところ、当院ではなんと2.3％という低率です。

そして何より素晴らしいのが、自費診療への移行が多いということでしょう。

初診の段階で、「自分の健康は自分で守る。自分の歯を大切にする」という価値観を医院側と患者側で共有するので、本当に自分のためになるもの・治療を患者さん自身が選択するようになるのです。

これこそが、当院が高い自費率を達成している所以です。

「当院の自費率がなぜ高いのか？」

については次の5．でお話しします。

あなたの医院のブランディングがうまくいくことを願っています。

そのために勇気をもってSWOT分析し、USPを探すこと。

そしてそれを実際に表に出せるように日々研鑽し、またスタッフ教育もしっかりやっていきましょう。

＊（『治療の3STEP®』　登録商標申請予定）

●●●経営計画書（ワークシート）

「経営計画書」とは、ビジョンと経営理念を実現するための道具であり、「経営計画書」をつくることによって、医院の進むべきベクトルに向かって院長が変わり、スタッフが変わり、医院が変わる魔法の道具です。

経営計画を始めると、医院はこうなります。

利益が出る体質になる。

医院にお金が残るから資金に余裕ができてくる。

スタッフが元気になる。

だからスタッフの定着率が上がる。

しかし、「経営計画書」を作るのはたいへん手間がかかるし、難しいのも事実です。またせっかく作っても「絵に描いた餅」では、何にもなりません。立派に作るとスタッフは家かロッカーにしまいこんでしまう（笑）。ですから、私も参考にしている「経営計画書」で有名な株式会社武蔵野の現役社長　小山　昇氏は手帳サイズのものを薦めています。

「経営計画書」作成で大事なことは、初めから100点満点を目指さないことです。ちょっと背伸びすれば実現可能なことを記載していきます。最初は60点で合格です。完璧を目指す必要はありません。いや、完璧を目指してはいけないのです。ポケットサイズの手帳に、大きな項目だけでいいのです。大切なことは「いつでも携帯し、毎朝礼で手に取って唱和すること」です。

まず、医院に「経営計画書」の風土を根付かせることが大切です。《巻末に道場生の実際の経営計画書を紹介しています。参考にしてください。》

5．高収益型歯科医院の作り方

医院のビジョン＝理想の経営形態

6つのどの歯科医院形態であっても必要な要件

- ブランド力
- マーケティング戦略
- 患者様との信頼関係

院長の最大の使命＝理想の経営形態の『実現』、『継続』
院長の仕事＝自院の現況を知り、何を目指すのかの『判断』
　　　　　　　正しい『選択』
　　　　　　　結果に対する『責任』

●●●経営者として最低限の会計知識をもちましょう

　P/L（Profit&Loss　損益計算書）は「見解」
　B/S（貸借対照表　バランスシート）は「現実」

　貸借対照表と聞くと、「貸方」、「借方」という実感がわかない表現で毛嫌いする方も多いのではないでしょうか。しかし、経営者としては「現実」を知ることは重要です。

　2008年のリーマンショックのときに倒産した上場企業のうち、実に3分の2は「黒字倒産」だった。儲かっているのになぜ倒産す

るのでしょうか。それは

　➡「現金」が足りないから

「利益」が出たからといって、お金（現金）があるとは限らないのです。

　P/L上には「現金」に関する勘定項目が一つもないことに注意が必要です。

　この解消によく使うのが

　➡ストラック図（下記）です。

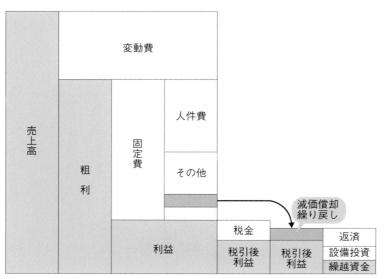

ストラック図

　ストラック図は医院経営の現状を知るうえでとても役に立ちます。それは、現金の状態＝キャッシュフローがよくわかるからです。

●●●患者さんとの信頼関係について話しましょう

　医院の充実とは、

- 院長の人柄
- 医師の技術
- スタッフホスピタリティー
- 医院の設備
- 医院のオペレーション

です。

　そして患者さんからの圧倒的な信頼を受けること。

　このことが実は「高収益型歯科医院」にはとても大切です。

　儲かっている会社は顧客からの信頼が篤い。

　歯科医院も同じです。

　儲かっている歯科医院は患者さんからの信頼が篤い！　のです。

　このことにあなたはフォーカスしていますでしょうか。

「儲かっていること」を罪悪視していませんか。

　もう一度言います。『儲かっている会社は顧客からの信頼が篤い』

　歯科医院にたとえると『儲かっている歯科医院は患者さんからの信頼が篤い！』のです。

　患者さんからの信頼を得ている医院が、高収益型歯科医院を作れるのです。

　そのためには、

『ビジョン』＝創業の原点をルーツにもつ「理念」の具現化

　そしてどんな歯科医院形態を選択していくにしても大切なこと

は、

『**医院が継続して存在し続けること**』

これが重要です。

　現在、どんなに繁盛していても1年後に潰れるとわかっている医院で、あなたは高額な治療を希望するでしょうか。「医院が継続して存在し続けること」は治療を受けてくれる患者さんへの責任であり、地域社会への貢献でもあります。

　医院を継続させるためには、医院の経営が順調にいく必要があるのです。そのためには医院が儲かっていなければなりません。患者さんが医院の**「信者」**になってくれること。それが**「儲かる」**ことなのです。

6．自費率30％を超える

あなたが最も関心を寄せる話題の一つが、自費率をどう上げるかではないでしょうか。

「自費率を上げたいが、その方法がわからない」
「今は体力まかせで、保険で数をこなしているが、将来が心配」
「自費率は上げたいが、説明が面倒くさい」
「そもそも、自費を勧めるだけの技術がない」
「患者が多くて一人あたりのアポの時間が短く、とても自費なんてやってるヒマ（笑）がない」
など、いろいろ自費率が上がらない理由がありそうです。

私が巻頭座談会の主要メンバーとして千葉の康本征史先生、鹿児島の吉留英俊先生、埼玉の清水裕之先生と対談している

「THE 自由診療2　自費率3割への挑戦」（2015年2月、デンタルダイヤモンド社刊行）

https://www.dental-diamond.co.jp/item/591

から、自費診療について述べてみましょう。

そもそも自費診療とは何か？

保険診療に対して自費診療。つまり保険外診療のことであり、正確には「自由診療」というのが正しいのですが、ここではあえて、「自費診療」も「保険外診療」も「自由診療」と同義語として扱う

ことにしましょう。

まず、歯科医院経営の現状について踏まえてみましょう。

最新の統計によると、日本の歯科医院総数は、約69,000軒、全国平均の1医院当たりの年間売り上げは4,300万円で、地方では4,700万円、東京では3,000万円を切ります。自費率の全国平均は約7％。

自費率1割の先生方の多くは自由診療を否定しているわけではないが、かといって、経営的に積極的に肯定できない、というジレンマがあるようです。

また一方では、患者さんからの反発やクレーム、煩雑な治療説明からの『逃げ』の発想が自由診療の積極展開を邪魔しているともいえそうです。

ここで大事なことは、ただやみくもに自由診療の売り上げを増やせばよいということではなくて、『患者さんの選択肢を増やす』ということにフォーカスすべきなのです。

また、「保険か自費か」ではなくて「保険も自費も」というアプローチが重要なのです。

患者さんの期待に応える努力を歯科医院が継続していけば、おのずから3割は可能だろうと考えています。

また、歯科医師のワークライフバランスを考えると、1日あたりの労働時間を改善し、歯科医院の経営的な数字の改善も重要であると考えます。

では、自費率とはいったい何なのでしょうか？

現在一般的には「総売り上げ」に占める「保険外診療収入」を「自費率」と呼んでいる医院がほとんどです。しかし、本来的には「総来院患者数」に占める「保険外診療患者数」が正しい「自費率」です。

　ただ歯科の場合、同一の患者が基本的に保険診療を受け、補綴に関してだけ保険外診療を受けるような場合が多いので、患者数で分けることが難しいのです。当院は最高時で自費率は8割になっていました。

　もちろん総売り上げに占める保険外収入の割合です。

　これは保険ベースの診療所としては、驚異的な数字であるといわれています。

　しかし、この数字はうれしいことばかりではなく、経営上から考えると不安定要素であるともいえるのです。

　なぜ？

　それは自由診療というものの性格を考えると、おのずから答えが見つかるでしょう。

　自由診療の特徴を述べてみます。

【自由診療の特徴】

①保険外診療である

②高額であることが多い

③基本的に高度な技術力が必要とされる

④世の中の経済の動向に影響を受ける

⑤経済が右肩上がりの時代は順次、保険に導入されてきたが、今後

はその見通しは暗い
⑥「モノ」ではなく「システム」である
⑦歯科医師なら誰でもできる、というわけではない（矯正、インプラントなど）
⑧患者一人あたりの診療時間が長い

　自費率が高いと、②のおかげで売り上げは高くなります。
　また、③⑥⑦のおかげで他医院と差別化が図れます。
　ただ悪い点は、④により経営が不安定になるし、⑦によりその先生がいなくなるとできなくなるということがあります。
　当院は、経営の安定化のためにあえて**自費率を下げる**努力をしています。
　こんなことを言うと驚かれますが、しっかりとした理由があります。
　自費率は下げますが、総売り上げは下げるわけではありません。それどころか総売り上げを上げ、保険収入を増やすことで、相対的に自費率を下げるということなのです。
　つまり、院長である私への依存を下げて、他の勤務医や歯科衛生士たちの売り上げを増やすことで医院経営の安定化を図るということなのです。
　現在、スタッフみんなの努力のおかげで一昨年は自費率は65％に下げることができました。
　しかし、総売り上げはその前年より1,000万円増えました。それ

も私が平常の休診日以外にセミナーに参加したり、指導医であるICOIの年次世界大会でドイツへ行ったりで、年間で通常の休み以外に55日休診したのにもかかわらずです。ちなみに私自身は火・金・土が終日診療、月・水が半日診療、木・日が休診なので実質週休3日です（月曜日の午後はほとんどオペで実際は診療していますが）。つまり一昨年はスタッフの努力のおかげで保険診療収入が増えたということなのです。

　保険診療をベースとした診療所の場合、やはり自費率は65％くらいを上限としていたほうが経営的な安定性が高いといえるでしょう。

　さて、では自費率が3割に満たない医院は、どうしたら自費率を上げることができるでしょうか。

　まず、自由診療の本質を考えてみましょう。

　自由診療とは、"⑥「モノ」ではなく「システム」である"ということ。

　よくある最大の勘違いが、「自由診療は保険のインレーをゴールドやセラミックスでやること」的に思っている先生、スタッフが多いということです。

　材料を保険適用外のモノを使っているから、保険外診療＝自由診療というわけではないのです。これはシステムの違いなのです。

　ちょうど航空券のファーストクラス・ビジネスクラス・エコノミークラスの違いとよく似ています。

　例えば、東京からニューヨークに旅行するという目的は、どのク

ラスであっても達成できます。しかし、そこには単純にシートが広い、食事が豪華という物理的な要素のほかに優先的なチェックイン、専用ラウンジの使用権限、優先搭乗・降機、預入手荷物の優先受け取りなど実際は多岐にわたり、差別化が図られているのがわかります。そしてすべての乗客がその差別化を容認しているというところが、航空会社のこのシステムの素晴らしい点なのです。

話を歯科に戻しましょう。

自由診療システムをこの航空券システムに合わせて作ってみたらどうでしょうか。まず、

1．カウンセリング。じっくり時間を取って患者さんの要望を聞く
2．コンサルテーションで医院のシステムの紹介と患者さんの要望に合ったシステムを提案する
3．契約、支払
4．優先的な予約を入れる
5．差別化を図った個室の診療室に通す
6．高度な技術を惜しげもなく使う。医院の最も優秀なスタッフをアシスタントにつける
7．会計、次回の予約など速やかにチェアサイドで行う

など。

ここで重要なのが、前述の「⑧患者一人あたりの診療時間が長い」ということなのです。

ということは、一日当たりの患者数を減らす必要がある⁉

実際、私は午後にオペがある場合は、午前は3〜4人程度の患者

さんしか診ないことが多いです。

　オペがない日でも、一日せいぜい10人前後どまりです。それもユニット3台使って。

　ここで再度自由診療の本質を考えてみましょう。

　自由診療とは、⑥「モノ」ではなく「システム」である、ということ。

　そして、自由診療メニューを段階的に複数作ることも必要になってきます。

　例えばインレーの場合、自由診療ではゴールドのみというのでは、患者さんは「保険かゴールドか」という選択、つまり「0か100か」という選択しかできないことになります。

　このシステムでは「やるかやらないか」という乱暴な選択肢しかないので、患者さんにとってはリスクが高い選択となってしまい、自費に繋がらない確率が高くなってしまいます。

　もし、自由診療にセラミックス3種類、金合金3種類、合計6種類から選択できるとなると、患者さんは「0か20か30か40か60か80か100」の中から選択できるので、たとえ100には到達できなかったとしても、60は得られるチャンスが広がります。

　このように選択肢を増やすことは、自費への敷居を低くすることに繋がるのでとても重要です。

　そして、その実物模型と料金表を提示して、いつでも患者さんが見られるようにしておくことが大事です。

　一例として

和田精密歯研のティースギャラリーは、とても役立つツールです。
　http://www.labowada.co.jp/lineup/teeth_gallery.html
　もしあなたが、銀座の寿司屋に一見さんで入ったとします。店内のどこにも料金表が提示されていないか、または提示されていてもすべて「時価」としか書いていない店と、高額だが料金表が提示されている店とでは、どちらが安心してたくさん食べられるでしょうか。
　そう、もちろん後者です。
　つまりここで重要なことは金額の高い安いではなく、待合室のような密室でない場所に料金が提示されているかどうか、という点なのです。
　「高い自費率＝患者さんが安心して選べるシステムがある」
　このことはとても重要です。
　そして、**③基本的に高度な技術力が必要とされる**、ということ。「保険か自費か」ではなくて「保険も自費も」というアプローチが重要なのですが、システム上やはり保険診療とは違った高度な技術力は必要であると考えます。日々の研鑽、これは歯科医師として当たり前だと私は考えますが、あなたはいかがでしょうか？
　最低でも一つくらいは学会に所属し、新しい情報に接する機会、他の先生との交流は増やしていくべきではないでしょうか。

　青色申告書の決算書の「書籍・研修費」が平均の歯科医院より多

いこと、これも自費率を上げるためには必要かもしれませんね。

　私は常に海外研修に出向き、新しいインプラントや骨造成の術式を学んでそれを日本に持ち帰り、すぐ臨床に応用し、結果新しいメニューが増えることで自費収入の増大に結びつけています。

　よく言われるように、「一生勉強」なのです。

　最後に自費率を上げるのに最も重要なことを教えましょう。

　それは、「**患者さんとの信頼関係**」なのです。

　自費の契約が取れたとき、私たちは何がうれしいのでしょうか？

　そう、高額な治療費が入ることはもちろんですが、一番うれしいことは、「**患者さんが自分のことを信じてくれたこと**」なのです。

　この信頼関係があることでより一層、治療に気持ちが込められるし、やりがいが生まれるのです。

　当院の「こころざし」にあるように「**患者様の心の痛みを分かち合い　患者様の喜びを　自分の喜びとなれるような　人間になること**」を約束しているのです。

　では、実際の自費率を上げるための『技術（やり方）』について話しましょう。

●●●「**自費コンサルテーション**」

・カウンセリング

・プレゼンテーション

・コンサルテーション

・クロージング

- ツールの重要性

　まず、『自費診療』を患者さんに伝えること。
　これを「自費コンサルテーション」と呼びます。医療面接（medical interview）のうち自費に特化したカテゴリーと考えるとよいでしょう。
　「自費コンサルテーション」は、患者さんからの聞き取りである「カウンセリング」に始まり、次いで当方の見解や「治療計画」を伝える「プレゼンテーション」、そして患者さんと当方の価値観の擦り合わせである「コンサルテーション」、そして最後に契約にいたる「クロージング」で終わります。
　まず、「**カウンセリング**」
　これは患者さんの主訴をベースにして、希望を聞き、また患者さん自身の価値観を探ることが重要です。この「カウンセリング」をもとに「診査」、「診断」を行い「治療計画」を立てます。コンサルテーションのなかで、この「治療計画」は最も重要なキーポイントです。
　ここで、医院ごとの特色や優位性が盛り込まれ、先生のもっている技術力が反映されてくるのです。
　例えば、A歯科医院ではインプラントから義歯、審美歯科領域の補綴まであらゆる引き出しをもっているのに対し、Bクリニックでは矯正がウリになっている。C歯科ではインプラントはやらず、もっぱら定期管理型のシステムを前面に出してくる、など。

続いて、「プレゼンテーション」
「治療計画」の説明ですが、いかに患者さんに理解してもらえるかがポイントです。多くの場合、歯科医師本人がプレゼンすることが多いのですが、それでは診療効率が悪くなります。よっていかに医院スタッフがプレゼンできるかが、自費率を伸ばすのにかかってきます。

そのためには、スタッフのトレーニングも必要になってくるでしょう。

実際のプレゼンの際に、強い味方となるのが「ツール」です。「ツール」には実物の模型、特徴を強調した模型、図表、ディスプレイなどがあります。

耳だけで聞いて理解するのと、耳プラス目で見て理解するのとでは患者さんの理解度が大きく異なってきます。もちろん目から入る情報量のほうが何倍も大きいので、ツールを使うことはプレゼンには必須条件と考えます。

また、後日の誤解を防ぐためにも、実際の模型を見て納得したうえでの契約はとても重要です。

当院では、以下の「ツール」を使っています。
- 待合室ディスプレイ　ティースコレクション
- 画像　デンタルフラッシュ
- モデル（模型）
- パネル
- 料金表

待合室のディスプレイでは、実物の模型と料金の提示をしています。

　患者さんにとって料金が明朗に掲示されていたら、どうでしょうか。

　患者さんは「白い歯を入れたい」、「でもいくらかかるのかが心配」なのです。

　おいそれと「すべていいものでお願いします」とは「心配」で言えないのです。しかし、待合室のようなオープンな場所で料金が掲示されていたら、どうでしょうか。

　患者さんは「安心」するのではないでしょうか。

　安心して自費診療を申し込める。

　そのような環境づくりが大切なのです。

　次に診療室では、まず治療の説明をデンタルフラッシュの画像で行います。

　そして、実物模型や絵・写真の付いた説明用パネルを用いて、補綴物の実際を見ていただきます。

　これはとても重要で、決して口頭だけの説明ではいけません。

　われわれデンタルスタッフの常識は、患者さんの非常識なのだということを理解しましょう。いよいよ補綴物が口腔内に入るというそのときに患者さんが怪訝そうな顔をして、「先生、これが私の口に入るんですか？」と大きな驚きと失望したような顔をされたとしたら、それはクレームの芽がまさに芽生えた瞬間なのです。

　多くの場合、やり直しか、または解約となって、医院に莫大な損

害を与えることになります。(クレームから訴訟になるよりはましですが……)

そして治療費の料金表。

患者さんにとって大事なことは料金の「高い、安い」ではなくて「明確な料金の提示」なのです。

明確な料金の提示がなされていれば、あとは患者さん自身が自らの懐と相談して決めればよいのです。

そして、「コンサルテーション」

患者さんの望みと当方の望みを擦り合わせて、双方よしを探ります。

この際に重要なことは、決して押し付けてはいけないということ。

できたら患者さんのほうから「やりたい」、「やってほしい」という形にしていくことです。これが後日のトラブルを未然に防ぐことになります。

このとき重要なのが「100」を求めるのではなく「60以上」を求めるようにする。つまり、自費を「やる」か「やらない」かを迫るのではなく、「やっていただけるのであればOK」という視点に立つことが重要です。

そして「クロージング」、つまり契約にもっていく。

最後に**「クロージング」**

クロージングとは契約にもっていくことです。この契約の際、重要なのは口約束ではやらないということ。

簡単でもいいので、書面、または帳票でもよいから、「内容」、

「金額」が明記されたものを提示して、そこに「確認」のサインをいただくことです。ここはたいへん重要事項です。

また、よくやりがちなのが、「やる」か「やらない」かのつまり「100」か「0」の判断を迫ること。こうした契約は成立しにくいといえます。

クルマでもいろいろなグレードや、オプションがあるように「買う」か「買わない」に追い込むのではなく、安いグレードだが、オプションをいくつかつけてトータル「65」で契約できたら、それは合格点という考え方です。

つまり、いかに患者さんの「マスト」に応え、「ニーズ」を満たし、「ウォンツ」を取り込めるかなのです。

ここで決して「0」のクロージング、つまり、未契約・無契約にしてはいけないことです。また、患者さんが「やりたいんだけど……」と迷っていて、あと一歩が踏み込めないとき、「そっと背中を押してあげる」のが、究極のクロージングテクニックなのです。そのためには、もちろん信頼関係がなくてはならないことはいうまでもありません。

普段からの「信用」と「思いやり」、「気配り」がここにきて「信頼」に花開くのです。

契約で重要なことは、「あとで何か事が起こったとき」にトラブルとならないように十分な説明と患者さんからの承認・承諾のサインをもらっておくということです。

あなたに、この契約書を見てもらうと、たぶんその量の多さに驚

くことでしょう。

　当院も最初からこのような量の書類とサインをもらう書類があったわけではありません。では、過去に相当いろいろなトラブルがあったのではないかというと、開業以来、過去30年間で弁護士さんのお世話になった事例は2件ぐらい。それも簡単な示談で済んでいます。

　ではなぜ、こんなに契約書類が多くなったのでしょうか。

　それは、当院の立地に大いに関係があります。

　当院の真正面にそそり立つ高層ビルのオリナスタワーには世界最大の保険会社AIGの日本本社やジブラルタ生命、その他の生保、損保がたくさん入居していたのです。当然、そこから多くの患者さんが来てくださいました。

　そして、彼らに契約をしていただこうと簡単な書類にサインをもらおうとしたところ、多くの不備を指摘されたのです。そうして彼らに切磋琢磨されて出来上がったのが、これらの契約書類なのです。

　はじめのうち、下町の旦那衆には「しちめんどくさい」と嫌われるかと思いきや、一つひとつの項目を丁寧に説明することが却って安心感を与えることになったようです。スタッフも契約の手順をよく覚えてくれて、なに一つ不足することなく説明し、サインをいただいています。

　同意書などは基本、大きな症例、高額な症例が中心ですが、特に外科関係での同意書、契約書は重要です。あとでトラブルになりやすいからです。

プレゼンのときに、「よいこと」ばかりでなく「起こり得る悪いこと」を事前に説明しておくことは重要です。

特に術後の痛みや腫れ、痺れなどは「起こり得る悪いこと」として事前説明しておくと、もし術後それらが発現したとしても、事前に話してあったので患者さんは納得してくれることがほとんどです。

反対に事前の説明なく発現したら、「事後対応」に追われ、患者さんからは「失敗の言い訳」としかとられなくなってしまうのです。

ぜひとも、契約は慎重に、そして大胆にやってほしいものです。

これらのツールや同意書などの資料は、実際のセミナーである、『宇田川道場』の受講生にデータを無料で渡しています。

受講生はこれを自院用にカスタマイズして有効に使ってくれていて大好評を博しています。

https://www.dental-diamond.jp/dojo/index.html
よりダウンロードできます。

（ID：udagawa　パスワード：kms）

患者さんが医院の「信者」になってくれると、医院は「儲」かり繁盛する

7. マーケティング

患者さんに来ていただくためには、『自院の存在』を知らしめる必要があります。

『自院の存在』とは文字どおり現在地もそうですが、医院の電話番号、医院の規模や診療日・診療時間、診療科目、専門、得意分野などです。

この周知の方法を『マーケティング』と呼びます。

マーケティングには、『院外マーケティング』と『院内マーケティング』があります。

これを集患という観点から見ていきましょう。

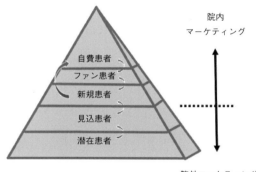

マーケティングピラミッド

潜在患者……いま現在、地球上に存在している人すべて

見込患者……自院に接触する可能性がゼロではないそれ以上の人。確率として 0.001 でも可能性がある人

そのうちの、特に接触する可能性が高い、確率が高い、見込患者のなかから新規患者が生まれる。

新規患者……自院にとっての最初のターゲット

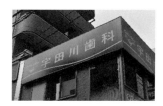

　新規患者は見込患者のなかから決まってくる。見込患者の方へ、存在を知らしめることから始まるので、医院の看板「ここにありますよ」という意思表示、さらに照明の入るサイン（メッセージサイン）。その他、電柱広告や街道沿いの立て看板、駅の広告看板などいわゆるアナログ的な実在の媒体。また視認性を高めるために、照明の入るサイン。新聞または新聞広告、ダイレクトメール、雑誌、書籍など紙ベースの媒体。これら実在する媒体に対してもう一つはウェブ上の媒体。

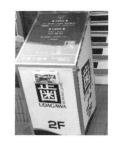

実質としては存在していないが、ウェブ上で存在するもの。最も効果の高いものがホームページ、その他、アフィリエイト広告など。

ファン患者……実際に来院した新規患者のなかから、医院に対しLoyalty（忠誠心）をもった患者。医院のもつ価値観とひとつ以上の点で共感しリピーターとなる。新たな患者の紹介者となることも多い。

新規→ファンへの移行は、特に先生、スタッフのかかわり方が大きな意味をもつ。

自費患者……ファン患者のなかから院内マーケティングによって自由診療を選択した患者または新規患者のなかから院外、院内マーケティングによって自費診療を選択した患者

　　※ファン患者＝自費患者ではないことに注意

●●●院内マーケティングと院外マーケティング
　まず潜在患者、見込み患者に対して自院の存在を知らしめ、USP（Unique Selling Proposition 第2章−4）を前面に出します。
　このときに利用するのが『院外マーケティング』で、スタートは医院の表札である「看板」です。この際　SWOT分析が有効です。次に新聞広告、雑誌書籍、DMによる広告など紙ベースの媒体も使います。
　このような実体のある媒体に対して、ウェブによる広告、もっとも代表的なものがホームページであり、その他、アフィリエイト広告など、実体のない媒体もあります。
　こうして見込み患者から新規患者を生み出していきます。
　新規患者はすでに院内に取り込んでいる患者ですので、彼らに対して行うのが『院内マーケティング』です。院内マーケティングにも「対全患者」に向けて行う、院内掲示、待合室のビデオ放映など

のもの、また「対個人」に対して行う、カウンセリング、コンサルティングなどがあります。

　ここで新規患者が医院に対して Loyalty（忠誠心）を高め、ファン患者となってくれればしめたものです。

　また、新規患者がコンサルティングにより、自費診療を選択してくれれば願ったりです。当然、ファン患者から自費患者への移行率はさらに高くなります。

　こうして行う院内マーケティングにおいて重要なことは、院内設備・院内システムなどのハードウェアと先生・スタッフからのホスピタリティなどのソフトウェアであり、最も重要なのは先生・スタッフと患者さんとの人間関係なのです。

　これらのことは「第1章　人としての〈あり方〉」をよく参考にしていただきたい。

「あり方」➡「やり方」➡「あり方」と医院経営で最も重要なことが「人としてのあり方」になるということなのです。

　現代の歯科受診者の多くが、パソコン、スマホからのインターネット検索を利用する時代になりました。

　あなたは「AISCEAS（アイセアス）」という言葉をご存じですか？

　ネットにおける客の購買行動プロセスを語るうえでよく説明されるマーケティング用語です。

- Attention（注意）
- Interest（関心）

- Search（検索）
- Comparison（比較）
- Examination（検討）
- Action（購買）
- Share（情報共有）

歯科医院でいうと Action は受診ということですね。

ネット上でインターネットサーフィンをして「歯の治療」という注意にひっかかり、関心をもってより自分に関係性の高い医院を検索して比較・検討し、受診、その後口コミ情報をシェアする。といったところですが、もともと歯科の受診者は初めから「歯の治療をしたい」、「歯を白くしたい」、「インプラントってどうなんだろう？」と注意・関心は自分自身でもっているので、検索から入ってくることのほうが多いのです。つまり、

- decide（決定）
- search（検索）
- comparison（比較）
- buy（受診）

決定＝歯医者さんに行くと決め、検索し、自分に合った条件を比較・検討し、実際に受診する。

患者さんが受診前の段階ですでに「決定」から入るということは、現実世界でのプロモーション戦略を考えていく必要があります。つまり、どんなに IT 化が進んでも、いや進んだからこそリアルな現

実の医院がいかに充実しているかが勝敗を決するのです。

　医院の充実とは、もうあなたはわかっていると思いますが、
・院長の人柄
・医師の技術
・スタッフのホスピタリティ
・医院の設備
・医院のオペレーション（滅菌・消毒が完璧であるか、細かいところにまで目が行き届いた掃除をしているか、アポイントの取り方は適切か、スタッフのユニフォームなどいつも衛生が保たれているか、など）

　これらが、現実の医院の充実性なのです。
　インターネットで集患するにも、つまるところアナログ的なことが重要なのです。

8. マネジメント

マネジメントとマーケティングは、経営の二本柱です。

マネジメントは、マネジメントの大家であるP.F.ドラッカーによると、「マネジメントとは、仕事である。その成否は、結果で判定される。すなわち、それは技能である。しかし同時に、マネジメントとは、人に関わるものであり、価値観と成長に関わるものである。したがって、それはまさに伝統的な意味における教養である」（『チェンジ・リーダーの条件』）といわれています。

私流に解釈すると「**マネジメントとは人を介して行う仕事であり、より大きな成果を得るための技術である**」といえます。

マネジメントは人事ではとても重要なわけですが、ここでリーダーシップと似て非なる使い方が要求されます。

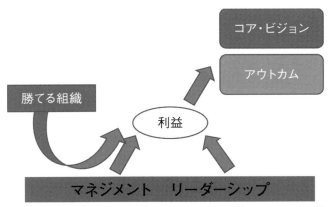

経営者の人事力。経営者は「マネジメント」と「リーダーシップ」を駆使して、組織に利益をもたらし、経営理念を達成する（秋山ジョー 賢司氏。レクチャーより引用）

	マネジメント	リーダーシップ
アウトカム	生産性UP	仕事へのパフォーマンスを上げる
機能	行動のコントロール	感覚（内的）のコントロール
スキル（Do）	・オーダーを出す ・ルール ・◎×を言う	・褒める ・怒る ・共感する
相手の変化	安心 覚悟	自発的 安心 エネルギーUP

経営者の人事力

　前述のエグゼクティブコーチ、秋山 ジョー 賢司氏は、次のように言っています。

「人に対してリーダーシップが『感覚のコントロール』なのに対して、マネジメントは『行動のコントロール』という機能をもっています。相手の行動の変容を待つのではなく、『オーダー＝任務』を出し、職務を遂行させるのです。『オーダー』とはスタッフに『任務』を任せることです。似た言葉に『リクエスト』がありますが、『リクエスト』は受けた相手が『Yes』、『No』で答えられるのに対し、『オーダー』を受けたスタッフは『Yes』と言わざるを得ない、強いものになります。

　医院にとっての『よいスタッフ』とは、『医院を大切にしてくれるスタッフ』のことで、『オーダー』を見事にこなしてくれるスタッフのことです」と。

実際の医院経営においてスタッフマネジメントは重要です。
　そのためには、「求人・採用・育成・定着」に力を入れる必要があります。
　これに関しては、私も座談会に参加している2018年デンタルダイヤモンド別冊『**求人・採用＆育成・定着マニュアル**』を参考にされるとよいでしょう。

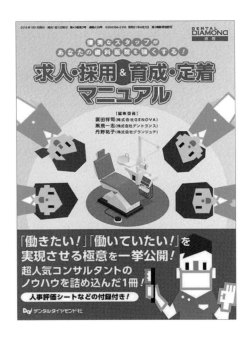

9．真の成功

いまの世の中は、たくさんの『やり方』指南書が溢れています。ほとんどの人が、安直に他人の『やり方』を真似て、楽にウマくやろうと考えているのでしょう。

また、溢れる情報に振り回されて、その情報に溺れ、焦りを感じている人も多いのではないでしょうか。

そして結果、状況は何も変わらず、余計に焦りだけが増幅されるという、なんたる悪循環。しかし、本人は気づかない。

『成功は人格という土台の上に築かれる』

大事なことは　すべて道場訓に掲げられています。

宇田川道場　道場訓

一、目的をもて

一、信念をもて

一、感謝せよ

一、選択せよ

一、行動せよ

何かを達成したい、やり遂げたいという目標をもつことはとても大切です。

しかし、人格という土台のないところの目標は、危険極まりないといえます。

自己中心的な、自分だけよければ、というような人がたとえ一時

うまくいっても長続きはしないでしょう。

あなたが目指すべきは、成功を持続することです。

規模の大小は問題ではありません。自分が描いたとおりにできていること、なっていることが、成功なのです。そして、それを持続することが大事なのです。

国税庁（2005年）によれば日本の全法人数約255万社のうち、
設立5年で約85％の企業が消え、
10年以上存続できる企業は、6.3％
設立20年続く会社は、0.3％
設立30年続く会社は、0.025％である。
会社にもいろいろなものがあります。

その多くが「やり方」だけの会社で、会社としての人格＝「理念」がないのです。

これらの会社に比べれば、われわれ歯科医師は恵まれた環境にいるということを忘れてはいけません。

開業して10年で廃業する歯科医院は10％はないでしょう。しかし、世間では10年以上存続できる企業は、6.3％しかありません。

つまり10年で廃業する企業は93.7％にも上るのです。

これは、歯科業界というのは競争原理の働きにくい業界だということかもしれません。

そして、まだまだ尊敬される希少価値がある職業なのです。

そのことに自信をもってほしい。

まず、自分を認めることです。
これからの世の中で必要なことは何でしょうか。
それは「世の中の流れを見る力をつける」ことではないでしょうか。

全世界で800万部を突破した『人生がときめく片づけの魔法』を出版プロデュースしたエリエス・ブック・コンサルティング（http://eliesbook.co.jp）代表取締役の土井英司氏は、私が16期生として受講した「10年愛される『ベストセラー作家』養成コース」のなかで次のようにお話しされていました。

世の中の流れをどんなフィルターを通してみるか
「お金」とみるフィルターの人
「影響力」とみるフィルターの人
最もつまらないフィルター＝「私」
現実・現場 ⇒ 人のフィルター ⇒ 表現・結果
その人のもつフィルターで行動のパターンが違う⇒結果が違う
これからの社会
＝女性も老人も働き続ける社会
＝低賃金、転職は当たり前
＝長く生きるための知識・技術が重要
＝健康
人々の関心が「健康」に向かう

⇒「健康」というフィルターをもつ人が成功する
⇒さらに＋「遊び心」のフィルター

これからの「あり方」
素直➡そしえ感謝

- 自分を知る＝自分の価値を知る、自己認識を変える
- 言語化の技術をもつ＝見たもの聞いたものを言語化する
- ブランディング
- 良いパートナーを選ぶ
- マーケティング＝知っているか知らないかの世界
- メディア戦略＝知っているか知らないかの世界、気の利いた言葉が言える人になる
- 歯科医師としてふさわしい人格と自己概念（セルフイメージ）をもつ
- 継続力（探究心・情報・人脈）
- すべてのことに素直、そして感謝

　土井先生はこのように「世の中の流れを見る力をつける」ことの大切さを独特の切れ味鋭い角度からお話しされたのです。

『自分を活かす天才になろう』

コラム5

自分を認める

「自分を認めること」とは、どういうことなのか。
以前の自分。
そう、周囲の人たちに向かって怒りをあらわにし、罵声を浴びせてきた自分。
結果、周囲には誰もいなくなってしまったのです。
「なぜ？　なぜこんなにも一生懸命頑張ってきたのに、誰もわかってくれないんだ」
一人になって深く考えた。
「どうしてこんなことになってしまったんだろう？」
「なぜ、こんなに自分は不幸なんだろう？」
「いや待て！」
確かに高い目標を立て、人の何倍も頑張ってきた自分。
その目標達成のために本来、協力者であるスタッフたちに暴言を吐いてきた自分。
仕事が大事と、家族のことを顧みない自分。
患者さんに喜んでもらうんだ、地域で1番になるんだ、社会に貢献するんだと、夢をもっていた自分。
すべてが自分そのものであったのです。
そのすべての自分はよいでもなく悪いでもない、ありのまま

の自分でした。

自分がやってきたこと。

それは「正しさ」という剣を振りかざし、周りの人をめった切りにしてきたこと。

そう、自分の「正しさ」は他人にも「正しい」とは限らないのです。

そして自分にも「正しさ」を押し付けて、自分自身をも苦しめてきたのです。

自分の目的はなんだったのだろう？

何のために、この仕事をしてきたのだろう？

そう、「自分と家族とスタッフと患者さんの『幸せ』のため」に、この仕事をしてきたんじゃないか。

いつの間にか自分は、この仕事の「目的」を見失っていたのです。

自分の人生の理念は、「愛・誠実・感謝・責任」だったじゃないか。

自分はいつの間にかボスマネジメントをやる親分になっていた。

でも本当の自分は、「愛・誠実・感謝・責任」の男だったじゃないか。

そうわかったときストンと腑に落ちた。

一生懸命にやってきた「自分」を認めてやろう。

過去にやってきたことはすべてそのときの自分にとって、とり得る最善の行動を選択していたんだ。
過去の自分を認めることで、過去を断ち切る勇気ができました。
「過去と他人は変えられない。自分と未来は変えられる」
そうだ他人を変えようとせず、自分が変わろう。
いままでスタッフがミスをすると、そのミスした事象だけでなくスタッフ自身を怒鳴りつけていた。
それをやめました。
事象にのみにフォーカスする。
スタッフはすでに自分自身で反省しているのだから、それ以上責め立てない。
『「こと」にフォーカスし、「ひと」にフォーカスしない』

「こと」にフォーカスすると、不思議なことに『怒り』が出ない。
いや出る暇がない、といったほうが正しいかもしれません。
前にもいったように「怒り」は2次的感情なのです。
「こと」にフォーカスしていると、「悲しい」「寂しい」といった1次的感情が長く続くので、「怒り」が出る幕がないのです。
これに加え、「傾聴」してみました。

スタッフは何を望んでいるのだろう。

スタッフが本当に求めているものは？

それには聴くのがいい。

そう個人面談だ。個人面談をやってスタッフの望みを聴いてみよう。

そしてスタッフへの『感謝』のことば。

『ありがとうは魔法のことば』なのです。

「ありがとう」

たったこれだけで、院内の雰囲気は以前と見まがうほどによくなったのです。

いままで院長に怒られやしないかと、ビクビクこちらの顔色をうかがっていたスタッフが、安心していられるようになり、気持ちが患者さんのほうへ向いていきました。

院内に笑顔とありがとうが、溢れるようになりました。

もちろん、それは売り上げに反映し、ユニット１台当たりの医療報酬は日本トップクラスになりました。

では、家族はどうなったでしょう。

それまで遅くまで仕事をし、それは家族のためだとうそぶき、家に帰ってからは寝ずに待って食事を作ってくれた妻と会話をせず、その日の出来事を知るため、テレビを見ながら、ビールをがぶ飲みし、黙々と飯を食う。

大学生の娘たちが進路のことなど相談に来ても、テレビのほ

うが大事のような嫌な顔をする。
そんなことを平気でしていた自分。
家族が離れていってしまうのは当然のことだった。
しかし、安心してください。家族はいまも自分と一緒にいる。
そう、夜遅くまで待っていてくれる妻に「ありがとう」。
そして今日あった事件でなく、診療所であったことを話しながら食事をするようになりました。職場の話は弾んで、一番旨い酒の肴となったのです。
娘たちの相談にももちろん視線を合わせて話すようになりました。
毎晩毎晩、相談をしに来る。まさにうれしい悲鳴。
一家に団らんが戻ってきたのです。
あの頃、自分は不幸感のどん底にいた。
でも、いまは本当に幸せになった。
毎日が楽しくて、仕事が面白くってしょうがない。
周囲に人が戻ってきた。いや、それまでよりもさらに多くの人が集まってくるようになった。
職場に行くのも楽しいし、家に帰るのも待ち遠しい。
昔やっていた筋トレも再開し、ぶ厚い胸板が戻ってきた。
新しい友人もたくさんできて、大好きな酒もさらにうまい。
『幸せだと感じる自分がそこにはある』

『歯科界には明るい未来がある』
それを享受できる人
それは時代が求める人
それは「人としてのあり方」がしっかりしている人
そして
骨太かつ卓越した＜人としての「あり方」＞を通して

【正しい歯科医院経営】
＜健全な高収益型歯科医院経営の「やり方」＞
を知っている人

さあ、そんな仲間が待っている
『宇田川道場』の門をたたくときが来たのだ！

宇田川道場　ホームページ
udagawa-dojo.jp

あなたも　『宇田川道場』で真の成功者になれる！

10. 行動せよ

成功者に共通する『たった一つのルール』
知りたくないですか？
成功者に共通するたった一つのルールとは？
勤勉だから？
高学歴だから？
誠実だから？
頭がいいから？
要領がいいから？
初めからお金持ちだから？
運がいいから？

　すべての成功者に共通するポイント、実は
「やると決めたことを決断後、72時間以内でスタートすること！」
　たったこれだけのことなのです。でも
『行動せよ！』
　口で言うのは簡単
　実際に実行できる人は本当に少ないのです。
「言い訳の谷」＝「できない前提」に人は陥るから。

【人の2大グループ】
• 決めて行動に移せる人のグループ

- 決断できない人、永久に行動しない人のグループ

　成功したいなら、
「72時間ルール」を守ると決めること
「72時間ルール」に従って生きている人と付き合う

＜教訓＞
　3日の遅れは、1週間の遅れ
　1週間の遅れは、1ヵ月の遅れ
　1ヵ月の遅れは、一生取り戻すことはできない。

『行動せよ！』

　72時間ルール
- 行動を起こす72時間ルール
「何かを、やろうと思ったら、
『72時間以内』に、
　どんな小さなアクションでもいいから、それに向かって行動しないと、それは始められない」
というシンプルなルール。
「自分を信じる」から、行動できるのです。
- 「超速」で「行動」＝望む成果を実現している人の特徴
『行動せよ！』

一度きりの人生、あなたの成功を祈ってやまない。

【自分自身との契約】（ワークシート）

「自分を信じる」から、行動できる。
自分自身との契約
私の目標は＿＿＿＿＿＿＿＿＿＿＿＿＿＿＿＿＿＿＿＿＿＿＿＿
＿＿＿＿＿＿＿＿＿＿＿＿＿＿＿＿＿＿＿＿＿＿＿＿です。

私が幸せになると決めた日＿＿＿＿＿年＿＿＿月＿＿＿日
　　　　　　　　　署名＿＿＿＿＿＿＿＿＿＿＿＿＿＿＿

実りある未来へ

組織や会社、医院は、何で構成されていますか？

そう、組織は「人」でできています。

出会いに感謝、集まってくれたことに感謝、一緒に仕事してくれることに感謝。

不思議なもので「感謝」のなかで仕事をすると、組織や会社はどんどんよくなります。

歯科医院のスタッフに「給料払ってるんだから、お前たちは俺のために働くのは当たり前だ」などという経営者の心持ちでは、その医院の発展はありません。

「感謝」なき組織に「発展」はないのです。

さらに、感謝する対象は人だけではありません。

自然の摂理に対する感謝も大切な感謝です。

「今日も朝が来てよかった」、「太陽が昇ってくれてよかった」。当たり前のようですが、太陽が昇ってくれたという「昨日から今日の連続」という「安心」を得られたことに「感謝」するのです。

昨日から今日、今日から明日が来るという事象に安心する仕組みは「潜在意識＝無意識」のなかにあります。

思わず朝の太陽（ご来光）に手を合わせてしまうのは、「昨日から今日の連続」への「感謝」なのです。

夕日には「明日も同じような日が来ますように」と今日一日に「感謝」します。

感謝するときに「ありがとう」と言います。
「有ることが難しい」と書いて「有難う」なのです。
　何かをもらったから「ありがとう」ではなく、今日も昨日と同じであることが「有難う」なのです。
　いまのように医療が発達していない昔は、赤ちゃんの死亡率も高く、朝起きたら赤ちゃんが死んでいたりすることもあったのです。
　今日も生きている、お父さんもお母さんも赤ちゃんも「生きていること」に「有難う」なのです。

　人は無意識のうちに「選択」しています。
　来る日も来る日も選択の毎日です。
　そのとき、ふと心に留めてほしいことがあります。
　その選択が自分にとって大事なことであるか？
　さらに、人のため、社会のためになっているかどうか？　です。

やるべきこと
やらなくていいこと
やってはいけないこと

やりたいこと
やるべきこと
やれること

いま何をすべきかの選択をしていますか？

　人生には限りがあります。
「今」という一刻一刻の総和が人生なのです。
　その限りある時間の中で、ほとんどの人がやりたいこと、やらなくていいことを優先しています。つまりやるべきことの「優先順位」をつけずに日々の暮らしをしているわけです。

　いま、目の前に高熱を出している赤ちゃんがいたとしましょう。
　こんな緊急時には、誰でもやるべきことが見えています。

　赤ちゃんに必要なものを考えれば、やることははっきり決まってきます。
「この時間に開いているお医者さんはあるか？」
「水分が足りているか？」
「いままさにしなければならないことは何か？」
　無意識のなかで「選択」をしているのです。
　いままさに高熱を出している赤ちゃんに、「おもちゃや絵本を与えなきゃ」という選択をするお母さんはいません。
「緊急時」だから優先順位がつけられるのです。
　ところが「普段」になると、人は「優先順位」をつけてやるべきことを選択しなくなります。でも本当は「普段」も「緊急時」も同じです。

どんなときでも、「やるべきこと」を優先的に選択して行う、それが大事なのです。
　例えば「明日の朝までに、この原稿仕上げなくてはならない」という状況のなかで、午後10時に、お笑い番組を見ますか？
　明日までにやらなくてはならない仕事があるときに、お笑い番組を見ることは「やってはいけないこと」です。
　飲みに誘われたからって、行ってはいけないのです。
「やってはいけないこと」なのです。
　原稿を書いている最中に「読みたかった本を読む」、それは「やらなくていいこと」です。
　明日原稿を書き終わった後にやればいいことです。

　優先順位をしっかり決めて、「選択」して「集中」することが大事です。
「2割の優先事項を徹底的にやることで、8割の成果が上げられる」
という「80：20の法則」をイタリアの経済学者のヴィルフレド・パレート（Vilfredo Frederico Damaso Pareto）が100年以上前に説いています。

　やるべきことが10個あったら、そのうちの優先順位の高い2個を徹底的にやれば8割の成果が達成できる。
　ところがほとんどの人が「やるべき2割」と「やらなくてもいい

8割」を並行してやっているので、2割の成果しか上げられないという事態に陥るのです。

ちなみに残りの8割は、「やってはいけないこと」が含まれていることが多いのも事実です。

「選択せよ」という意味が、おわかりいただけたでしょうか。

●●●最後の「行動せよ」とは、どんなことなのか？

どんなに素晴らしい「目的」を持ち、「信念」を掲げ「感謝」し、「選択」をしても、「行動」しなければ何もなりません。

ここには「潜在意識」が邪魔をしてきます。

人は無意識の世界にもう一人の自分をもっています。

そうです、「潜在意識」と呼ばれるもう一人の自分。

「潜在意識」というのは、昨日から今日、今日から明日へ無意識に繋げるために働いている重要な意識です。

「潜在意識」のおかげで、われわれは普段何気ない行為をいちいち考えなくてもできるようになっています。

例えば、階段の上り下り、階段を上るときも「どれくらいの階段の段差なのか」を潜在意識がコントロールしているのでトントントンと上がれるのです。

紙コップの水を飲むなどの行為をロボットにやらせたら、莫大な情報量が必要です。

しかし、「潜在意識」のおかげで、われわれはそのような行為を難なくやってしまえるのです。

「潜在意識」には、特徴がひとつあって「変化」を嫌います。
「昨日から今日があったように、明日も今日と同じことが続いてほしい」
　潜在意識の存在理由は、日々の連続を変化させないことなのです。

「行動」するというのは簡単なことのようですが、なかなか人は「行動」しないのです。
　なぜ「行動」しないのか？
「行動する」ということは、昨日から今日への連続、今日から明日への「連続を乱す」ことになるからです。
　潜在意識は「変化」を嫌います。だから行動しないのです。

　だから一歩を踏み出すのが難しいのです。
「潜在意識」が「ブレーキ」をかけるのです。
　新しいことをやろうとすると、自分の心の中にブレーキがかかります。
　しかし、潜在意識から考えると、これは当たり前です。
　このブレーキをいかにして外せるか？
　ブレーキを外すためには、潜在意識と会話しなくてはならないのです。
「潜在意識」は「もう一人の自分」です。
　潜在意識と会話して、潜在意識が納得して許してくれると「行動」

ができるのです。

「マイレボリューション」という渡辺美里さんの曲があります。
　♪わかり始めた My Revolution　明日を「乱す」ことさ♪
「行動する」ということは「乱すこと」
「レボリューション」は「革命」という意味です。
「行動する」ということは、それくらい大変なことなのです。

　みなさん、
　CHANGE（変化）の「G」の文字の右下の「T」を外してみてください。
「G」が「C」になって
「CHANCE」という文字になりますね。
　実はこの「T」はトラブル：TROUBLE の「T」なのです。
　変化にはトラブルがつきものなのです。
　でもその向こうには、チャンスがあるのです。

　チャンスを摑むには、変化することを拒んではいけないのです。

　もう一つ、みなさんの行動を縛るものに「悪い思い込み」があります。
　この思い込みは、自分自身を閉じ込める壁のようなものです。
　この壁のことを、パラダイム（ものの見方・考え方を支配する認

識の枠組み）といいます。

　このパラダイムの壁を叩いて割っていくことはとても大変です。

　しかし、この壁を打ち破ることがチャンスに、そして自身の飛躍に繋がるのです。

　そのためには下記のプロセス（過程）が必要です。

　自分を認める
　自分の価値を認める
　自分の過去も認める

「自分の過去を消したい」という人は結構いますが、消せません。
「過去」と「他人」は変えることはできないのです。
　過去に起きた事柄は事実ですが、取り戻すことはできません。
　なぜなら、
　すでに「過去」は「虚」だからです。
「実」ではないのです。
　ないものに捉われて、自分の「足かせ」にしている、
　これはおかしなことだと思いませんか。
「過去」を認める、「自分はそのときにできる最善の行動を選択した」、「そのときの俺はよくやった」と「認めてあげる」ことで「足かせ」が外れます。

「過去」は「虚」なので、肯定も否定も自由にできます。
「虚」ということがわかれば、わざわざ否定することはありません。
「過去」は、自分ではどうしようもできない、コントロールのできない領域です。
　それをコントロールしようと思って、人は悩むのです。
　コントロールできないことをやろうとしてもできません。
　いま自分が「できること」と「できないこと」とを分けるのです。
　コントロールできないことに捉われないことが大切なのです。
　タイムマシンでワープすることはできません。
　過去は過ぎ去った時間の「遺骸」、「虚」なのです。

　いま、この瞬間だけが「実」なのです。
　これからの未来もまだ「虚」ですが、未来はこれから作ることができます。
　そしていまを生きる「自分」、「自分」はいかようにも作ることができます。
　世界にたった一人だけの「自分」
　こんなに素晴らしい「自分」をさらに価値あるものに
　そして未来を実りあるものにするために、ともに学んでいきましょう。

　　　　　　　　　　　　　　　　　　宇田川道場　道場主

　　　　　　　　　　　　　　　　　　宇田川宏孝

第 3 章
宇田川道場生の声

道場受講で感じた自分自身の変化

Y・Y　病院歯科勤務

　昨年2月の第1回目の宇田川道場を受講して、今年2月までに4回受講しました。最初に感じたことは、内容が多岐にわたり、とても1日半では消化できないと思いました。たいへん多くの内容があり、再受講していくなかで少しずつ自分という存在を見つめ直し、反省すべき点が多いと感じています。仕事が忙しくなるとテンパってしまい、うまくスタッフに指示が伝わらず、イライラしてしまい、スタッフとの関係が悪くなっていくことをよく経験しました。

　宇田川道場のコミュニケーションワークというセッションで、自分の言葉が相手に伝わっていないことを実感しました。また、「怒りのコントロール」で、いかに相手をコントロールしようとしていたか、またスタッフに対して不必要な機嫌とりをしていたかに気づきました。

　道場を受講しはじめてから約1年が経ち、自分を少しでも変えるために、いろいろと試行錯誤していくうちにスタッフとの関係が少しずつ改善していることに気づきました。それにより、定時を超えることが当たり前になっていた診療時間も早く終えることができるようになりました。また、スタッフも患者さんに対し、余裕をもって接することができ、クレームが圧倒的に少なくなり、スタッフの定着率もよくなってきています。

　これは、道場を受講し、自分を見つめ直すことで、少しずつ自分自身が変化してきたのではないかと考えています。今後の課題は、自分の「あり方」を確立していき、歯科医師人生に役立てていくことを目標にしています。現在、病院勤務で他の先生方に比べ、まだまだ多くの課題がありますが、今後の歯科医師人生を有意義にするためにも頑張っていきたいと考えています。

宇田川道場でのノウハウや哲学の伝承に期待

進　健修　東京都・富士歯科医院

　確か、10年以上前、歯科経営塾の3次会（？）の秋葉原駅前の寿司屋で、前会長のうだちゃん、現会長オギピー、そして私を含めた5人で、"N-1会作らない？"が発端だったと思う。それからあれよあれよの10年間、N-1会は現在総勢37名の大所帯のスタディーグループに成長した。

　N-1会の存続は、多くの意識の高いメンバーがいたおかげだと思うが、やはりこの人の存在が大きかったように思う。今回、宇田川道場の開催に漕ぎつけた、N-1会前会長うだちゃんだ！　彼のカリスマ性、リーダーシップ、コミュニケーション能力は群を抜いている。歯科医院経営についても、10年前は私の医院より小規模だったが、現在は、スタッフ18名を抱える大型歯科医院に変貌した。身近なN-1会の会員のなかで、彼が人間的にも歯科医院経営的にも一番変わったのではないだろうか？

　そんな、うだちゃんが、昨年宇田川道場を開いた。多分、この10年間に培ったノウハウや哲学を後輩たちに伝えたかったのだと思う。私も、大阪で宇田川道場キックオフ会に参加した。講演の内容も充実していて、さすが、うだちゃんだと思った。いまの歯科界ではあまりよい話が聞けないが、うだちゃんのような歯科医師が未来の歯科界を変えてくれる救世主になってくれると信じている。

素晴らしい仲間との出会い、そして成長を実感

西原秀幸　群馬県・西原歯科クリニック

　開業して20年、業績も順調でイメージしていたことがほぼ達成されるなか、自分には地域で一番の歯科医院を作るという夢があり、現在の状況に満足せず、より高いレベルで勝負するために、また足りなかった経営的な視点を強化する目的から宇田川道場に申し込みました。

　実際に参加してみて、他の皆さんのモチベーションの高さに驚きました。周りの仲間に刺激され、自分の環境が驚くほど変化していきました。ここまで大きな変化を味わったのは、開業してから初めてです。

　院長としていままで精一杯やっていたつもりでしたが、診療のことしか考えていなかったと気づかされ、いざ目標を立てると、どんどんできることが増えていきました。スタッフも自ら進んで仕事をするようになってくれて、いままでは消極的だった病院の雰囲気ががらっと変わりました。つまり自分が変われば、スタッフが変わる、患者さんが変わる、家庭が変わる、何もかもがよい方向に変化していきました。自分が変わる必要があったのか……。それを思い知った宇田川道場でした。

　印象に残っている言葉は、「なりたい自分になる」と強く思うこと、必ずそうなると自分を信じること、そしてあきらめないこと、それが成功者に共通するマインドである。(宇田川宏孝)

　宇田川道場は、ただ単に成功(集客する)ノウハウやシステムを教えてくれるものではありません。自分自身が成功を通じて得たいもの、生きる目的、本当の自分とは、患者さんとスタッフとどのように付き合うべきか、向き合うべきか、その答えを教えてくれるセミナーだと思います。

　本当に素晴らしい仲間と出会い、医院とともにぐんぐんと成長できたと実感しています。本当に宇田川道場に参加して、心からよかったと思いますし、またこれを継続していくことが大切であると思っています。今後も実践を続けていきます。

私にとっての宇田川道場

中尾伸宏　福岡県・戸畑駅前なかお歯科クリニック

　当院は北九州市戸畑区のJR戸畑駅から徒歩3分で、周辺にはショッピングセンターや集合住宅が多数あり、人が多く集まる、恵まれた場所に位置しています。そのような立地で開院以来、地域の患者さんが安心して通院できスタンダードでレベルの高い治療を提供することを目的に医院の運営を行ってきました。開院時は苦労したものの徐々に増えていったスタッフと協力し、順調に医院を発展させることができました。

　メンテナンスフロアを新設して1年、ようやく運営が軌道に乗ってきたころ事件が起きました。長年一緒に頑張ってきたスタッフが、1ヵ月間の間に続けざまに退職、休職を申し出たのです。理由は結婚、出産、介護などさまざまでしたが、いま思い起こせば、当時の私は事業拡大のためにスタッフとの関係をないがしろにし、ただエネルギー任せに1人で突っ走っていたのかもしれません。

　このままのスタッフでは、医院の運営もままならないため、とにかく求人に力を入れ、入れ替わりまでの3ヵ月の猶予期間に歯科衛生士3名、歯科技工士2名、受付1名を採用し、なんとかそのままの規模で医院を存続させることができました。

　ところが、やはりこの付け焼き刃的なマネジメントでは、医院の運営が理想どおりにいかず、2016年度は開院後、はじめての右肩下がりの売り上げとなりました。このときは、これ以上スタッフが辞めるのが怖く、落ちていく売り上げのなか、スタッフに注意もできず、自分の目指す方向と医院の向かっている方向が違うことに不安とストレスを感じていました。方向性を見失った医院は無法地帯と化し、院長、既存スタッフ、新規スタッフが異なるベクトルで入り乱れ、治療の方針もバラバラで、連絡事項を伝えるミーティングで方針を伝えられず、反対意見の応酬で機能を失いつつありました。

このように先の見えない暗いトンネルのなかに立たされたときに、宇田川道場と出会うことができました。当初印象に残ったのは、アドラー、マズロー、選択理論などの心理学です。行動は「最善と思ったもの」が選択された結果だと考えるという理論です。
　退職もスタッフが最善と考え行動した結果であり、医院の方針に従わないこともスタッフが最善と考え行動した結果であるために、力ずくで他人の行動を変えることは無理だと気づきました。医院の食事会、レクレーションにはスタッフは喜んで参加していたので、以前の私は、スタッフとうまくやっていたと感じていたものの、仕事の面で私がスタッフに対してとっていた行動は、医院を大きく成長させたいだけの欲からきた外的コントロールであって、それによってスタッフとの人間関係を壊し、スタッフが逃げていったのではないかと考えるようになりました。そのことに気づき、スタッフとの関わりをいままでとは違った視点でとらえ、信頼関係を築き直すことにより、徐々に医院の雰囲気も明るくなり、業績も回復していきました。
　宇田川道場では院長としてのあり方でなく、実際のやり方を学ぶこともでき、それを医院の経営に生かしていくこともできました。経営のベースとして必要なことに、経営計画書の作成がありました。当院ではこの経営計画書を具体的な数字で作成し、年間の売り上げ目標を12ヵ月で割り、毎月の売り上げ目標を達成するには、毎日のアポイントを何名入れないといけないかというところまで落とし込みました。
　そのデータをスタッフと共有し、ミーティングで作戦を練り、日ごとの結果をフィードバックして運営しています。売り上げだけでなく必要スタッフ数も計画に入れ、売り上げに応じたスタッフを計算し、それをベースに採用活動も行うようにしました。結果、慌てて採用することも減り、計画的に方向性の合うスタッフを採用でき、今春も余裕をもって採用を行うことができました。経営計画には予算案も入れており、材料費、宣伝費なども管理し、目標の利益をスタッフとともに上げていき、利益をスタッフ、患者さんに還元していくことが今後の課題と考えます。

私にとって宇田川道場とは、
1．マインドセットの場
　普段、医院で考えている現状を把握し、明確に目標を設定し、目標に達成するためにマインドセットを行い、行動することを決意する場だと考えています。
2．経営に対する知識を学ぶ場
　自費のコンサルティングのロールプレイング、コミュニケーションパズルを用いたコミュニケーションスキルの取得、KJ法を用いた問題点の抽出、プライオリティーマトリックスを用いたスケジューリングなど、宇田川道場で実際にワークを行い、また院内勉強会でスタッフと行うことにより、経営についての「やり方」を学び、身につけています。
3．志の高い同志との出会いと、再会の場
　宇田川道場では毎回新たな歯科医師の先生との出会いがあります。懇親会ではいつもお洒落なお店で、おいしいお酒を飲みながら、語り合うことにより、志の高い歯科医の同志が増え、また再受講により再会できることを楽しみに毎回参加しております。いつもこのような素晴らしい出会いを与えていただき大変感謝しております。

マインドを変容して未来に羽ばたく

和久雅彦　兵庫県・わく歯科医院

　宇田川道場を受講する前の医院は、業績こそある程度安定していましたが、まるで行先を知らずに航海する船に、スタッフを乗船させているような不安感を感じていました。院長である私の暑苦しい情熱（笑）をエネルギーとして、行先を衝動的に決めるだけの航海。そんな私も50歳を過ぎて、自分のなかに底を見ることも多くなりました。ここが限界か……言葉にこそ出しませんでしたが、自分をそう見てしまっていたことも事実です。そんなときです。道場に入門したのは。

　宇田川道場での最大の学びは、マインドセット。つまり青虫が蝶になるまでの変化を例に、われわれのいまのマインドを溶かさなければ、次のステージには行けないという教えです。私にとってこの学びはまさに目から鱗で、環境や条件、年齢などに自分のステージが縛られ、青虫のまま気持ちが腐りかけていた矢先に、自分のマインドこそが蝶になることを阻んでいたことを突きつけられたのです。

　それぞれの医院の経営計画書を目にして、自分でも蝶になれるかもしれないと、また心の底に情熱の炎が小さく灯るのを感じました。それから医院の経営計画書に2ヵ月間向き合ったのです。

　経営計画書だけではありません。マインドを構成する要素。コアビジョン、コアロール、コアバリュー、コアビリーフと立て続けに自分のなかから湧き上がるものを文字に書き留めました。院長自身をマインドセットするために。すると経営計画書も不思議なぐらいあれよあれよとできあがるのです。それが明確になってからというもの、経営計画書に記載されたことは、未来の予定ではなく、すでに既成事実として受け取れるような感覚になったのを覚えています。

　これを読んだコンサルタントには、「調子に乗ってらっしゃるのではないですか？」と叱られましたが、事実単年度計画は、驚くほどそのと

おりに進んで、自分でも怖いぐらいです。周囲からは、何の根拠もなく、大風呂敷を拡げているようにしか見えなかったのでしょう。しかし無理、諦めはまさに自分のマインドが創り出しているのです。

「すでに達成されている事実」として書くことで、無意識がそのときの感覚を手に入れるために逆算し意識を働かせて、その場所に連れて行ってくれます。これも道場の学びの成果です。

　そして一年に一度の予算委員会では、会計士も同席の下、スタッフ全員に財務状況を発表し、同時に短期〜長期に至る経営計画を伝え、幹部にはその後経営計画書のテストを繰り返し、医院に落とし込んでいます。いまではスタッフから「院長は何がしたいのかわからない」という言葉は聞こえてきません。

　経営計画書をスタッフ全員の前で発表するにあたって、数人の幹部に事前に読んでもらいました。するとこのように言われたのです。「なぜこのような計画をするのかを教えてほしい。それがないとどんなによい経営計画書でも心に入ってこない」

　規模を拡張することが目的のような経営計画書では、スタッフは院長の独りよがりと受け入れてくれないでしょう。この経営計画書が、メンバーをどこに連れていき、何を与え、その未来が何をもたらせてくれるのかを伝えることこそが、落とし込むうえで一番重要だと感じました。経営者としての仕事は、経営計画書の作成を通して、マインドセットすることだといっても過言ではないのではないでしょうか。

　私は宇田川道場で、蝶になるマインドをセットしていただきました。あとは経営計画書のなかで蝶になる自分を創ります。マインドさえ変容すれば、勝手に蝶として羽ばたけると信じています。

宇田川道場を受講して得たもの

宮川尚之　鹿児島県・みやかわ小児矯正歯科

　宇田川道場受講前は、スタッフや患者さんに恵まれ、業績は上がっているものの、いつまでこの状況が続くのか、たまたま運がよくていまの状況があり、いつか患者さんが来なくなってしまうのでは、スタッフが退職してしまうのでは、という不安が心のどこかにありました。
　「宇田川道場」では、自分のあり方、どうありたいかを明確にすることで、結果はついてくることを実感しました。漠然と抱いていた怖れや不安から解放されました。
　また、経営計画を明確化でき、将来の医院運営に確信がもてました。その結果、将来への見通しがつくことで、心の平安が得られました。常に余裕をもってスタッフに接することができるので、職場の人間関係は大変良好です。

継続して学ぶことでさらに深みが増していく

坂本瑛介　北海道・さかもと歯科クリニック

「人は人で磨かれる」

　とあるセミナーを受講したときに、心に響いた言葉です。この宇田川道場で学んだことはたくさんありますが、まさにこの言葉が当てはまります。道場主の宇田川先生は能力開発のセミナーで初めてお会いし、とてもお世話になりました。また、北海道大学の先輩でもあります。

　その宇田川先生がメイン講師となり、「人としてのあり方」や「なりたい自分になる」方法を受講生に伝授してくださいました。ただ講義するだけでなく、グループに分かれてセッションを行ったり、いろんな気づきのあるワークを行ったりもしました。例えば「相手に伝える」というテーマで行ったワークでは、いかに自分の伝達力が不足しているか実感することができました。

　「これは知っているだろう」とか「こうに違いない」などといった思い込みによるコミュニケーションミスは、院内のスタッフ間との伝達事項もそうですし、教育・育成においても起こり得る可能性があります。場合によっては患者さんとの間にも起きるかもしれません。トラブルに繋がることもあるでしょう。さらに、それは愛する家族のなかでも起きているかもしれません。

　そんな気づきがあった翌日からは、自分の行動に変化が起きました。「思い込みは危険」と意識するようになりました。このように、宇田川道場では日々の診療や私生活に直結する学びが多々あり、継続して学ぶことによってさらに深みが増していく特徴もあります。

　そんな宇田川道場ではゲスト講師による講演もあります。歯科とは違う世界で活躍されている方のお話は、これからの医院の発展に活かせるものばかりです。さらに、そこに参加しているメンバーの意識の高さも素晴らしいと思いました。人として成長するために休日に学びに出かけ

るのは、とてもすごいことです。そのような方と共に学び、また懇親会では楽しい雰囲気のなかにも、さまざまな気づきがあり、やはりセミナーは懇親会も含めて受講するものだと思いました。宇田川先生だけでなく、同じ受講生の先生からも学ばせていただくことが多く、現在も〇〇先生が実践されていたことをマネさせてもらっています。おかげさまで、スタッフとの関係も以前よりよくなっており、今後の医院の発展に期待を感じております。

　最後に、宇田川道場を受講しようか迷っている方へ。宇田川道場では、いま自分が不安に思っていること、心配していることを解決してくれます。人間関係であったり、将来の不安であったり、さらなる発展のための手段であったり。いろんな悩みや迷いがあると思いますが、ぜひ受講してみてください。そして落とし込めるまで継続学習をしましょう（と自分にも言い聞かせる）。宇田川先生は面倒見のよい先生なので、素晴らしい出会いにもなると思います。宇田川先生、今後ともよろしくお願いいたします！

あなたも『宇田川道場』の門をたたきませんか。
宇田川道場ホームページhttp://udagawa-dojo.jp/の
［セミナー情報／申込み］から入門を承っています。

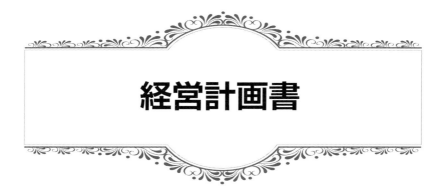

経営計画書

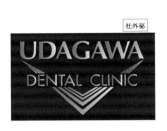

社外秘

平成 30 年度
経営計画書

自 平成 30 年 3 月 1 日
至 平成 31 年 2 月 28 日

医療法人社団　スマイルプラス　宇田川歯科医院

理念

宇田川歯科医院は
患者様一人ひとりにあった
最高水準の歯科医療により
歯とお口の健康を通して
患者様へ
真の幸福を
提供します。

モットー

宇田川歯科医院は
患者様にとって安心のできる治療を提供し、
患者様のもっとも大切な人を
診てもらいたい医院であり続けます。
宇田川歯科医院は
患者様と医院と地域の
三者が幸せになるために日々貢献します。

こころざし

宇田川歯科医院は
患者様に真の健康と幸福を得ていただくことを
もっとも大切な使命とこころえています。
わたくしたちは
医療人としての教養と見識を高め
患者様の心の痛みを分かち合い
患者様の喜びを
自分の喜びとなれるような
人間になることを
お約束します。

UDAGAWA
DENTAL CLINIC

こころえ

宇田川歯科医院に勤める私たちは
感性を磨くことにより患者様の心の痛みを分かち合い
患者様が口に出さない本当の望みを
感じ取れるようにします。
また、五感を研ぎ澄ませることにより
細部の変化に気を配り
安心安全な治療ができるように心がけます。
『楽な』仕事ではなく
『楽しい』仕事をします。
いつも明るい笑顔で挨拶をし
お互いを尊敬しあいます。

理念経営のための
ビジョンとミッション

私たちは 理念経営をめざします。
理念経営とは理念に根づいた正しい経営をすること。
医院にかかわるすべての人の幸せを追求します。

ビジョン
【理念】
宇田川歯科医院は患者様一人ひとりにあった最高水準の歯科医療により
歯とお口の健康を通して患者様へ真の幸福を提供します。

ミッション
【モットー】
宇田川歯科医院は 患者様にとって安心のできる治療を提供し、
患者様のもっとも大切な人を 連てもらいたい医院であり続けます。
宇田川歯科医院は 患者様と医院と地域の
三者が幸せになるために日々日々敬します。

歯科医院の一番大切なもの、それは「信頼」です。
そのためには、医療でのミスは絶対にあってはなりません。
医療事故を起こさないよう慎重に行いましょう。
処置内容の説明やお支払い内容の説明など不備がないよう、
常に患者様のことを考え、事前の連絡を行ってください。
しっかりとした そして心のこもった「説明」を行いましょう。
何か起きてから言ってもそれは「言い訳」でしかありません。「言い訳」は深い谷です。
深い谷の底で何かを叫んでも、誰も助けてはくれません。

私たちは「自分のお母さんを勤めてもらいたい！歯科医院」を目指します。
例えば、自分のお母さんが不信や不快な思いをしたらどう思いますか？
その医院に通いたいと思いますか？
最近は安心できないものが多い時代、食べ物にしても建物にしても不安があります。
患者様は歯医者さんに歯を治しに来るけれど、同時に心を癒しに来ています。
確かな技術を提供することはもちろん、患者様が安心できるような雰囲気づくりを
心がけます。
患者様目線に立った、心の温まる医院環境を創りましょう。

【目的と手段】
医院経営の目的は働いてくれる人を幸せにすることです。
スタッフの幸せを通じて社会に貢献することです。
目標の売上、利益は手段です、医院の成長も手段です。
目的ではありません。
利益とはスタッフを守るためのコスト（とても大切な経費）です。
利益を意識することによって、災害、事故等からスタッフと家族を守ります。
人件費とは、幸せを求めて働くスタッフたちの労働に対する対価です。
この支払いは当医院の経営理念です。
私たちは、スタッフの数が増え、人件費が大きくなることに喜びを感じ、
スタッフとその家族のために働きます。
約束します。
私たちは社会貢献するためにも雇用創出することに誇りを感じます。
モットーにあるように
私たちは「医院」「患者様」「地域」の三者がしあわせになるために
日々貢献するのです。
ここでいう「医院」とは医療法人社団スマイルプラスを構成する理事長から始まる
すべてのスタッフのことです。

理事長の役割

理事長はスタッフ第一主義、スタッフは患者様第一主義

理事長は1人では決して患者様満足（CS）は実現できません。
しかし、理事長はただ一つスタッフ満足（ES）は実現できます。
ESとCSがバランスしてこそ真の良い経営が実現し、
スタッフが一生幸せに暮らせる医院になります。
経営は自転車をこぐことと同じことです。自転車はハンドルを握り、近くではなく遠くを
見て、一生懸命ペダルをこいで後輪を回す。それから前輪が回り前進する。
ハンドルは「方向性」、後輪は「ES」、そして前輪は「CS」
です。
経営者の仕事は、未来をしっかりと見据え、方向性を決め、スタッフ満足を高めること
です。
私は、スタッフの満足を第一に考えます。
スタッフの皆さんは患者様の満足を徹底的に考えてください。

理事長の仕事は「選択」「決断」「責任」です。
医療の現場では 採用、教育そして3M です。
　3M　（マーケティング・マネジメント・モチベーション ＝ リーダーシップ）

理事長の仕事は、環境を整えることです。
理念経営を遂行するために
理念とモットーを定め、先頭に立ってスタッフを導くことが一番の仕事です。

採用

1． 基本　　求人・採用 ＆ 育成・定着

(1) 丁度よい状態はない。常に良い状態を全員でめざす。
　　スタッフの事をしたい希望に従えば、倍の人数でも同、足りない。
(2) スタッフ採用は、採用プロジェクトチームを組んで行う。
　　理事長は現在在職のスタッフが働きやすい職場を第一に考え
　　新たに採用するスタッフを最終的に決定する。
(3) 定着率を高める。定着率のよい年は、売上・利益ともに成長している。

2． 採用方針・採用基準

通常必要な増員を行い、雇用を創出することで社会に貢献する。

(1) 人間の資質を変えるのは難しい。社員は資質で採用し、技術を教える。
(2) 資質は、元気な人、明るい人、人と話すのが好きな人、目を見て話を聞ける人、
　　喜ばれるのが好きな人。
(3) 価値観の同じ者、当院のビジョンに共感できる者を採用する。仕事より待遇が
　　大事な人は向かない。
(4) 能力・技術（スキル）よりも情熱・意欲（パッション）を優先する。
　　入社後3カ月間を試用期間とする。
(5) 当院は単なる歯科医院ではない。患者様が真に幸福になるために一生懸命仕事を
　　してくれる人財を求めている。
(6) 「授業料を払う」から「給料を貰う」へ、そして「給料を稼ぐ」人へ進化する。
　　① 時間が実在する。
　　② 仕事の運行権利がある。
　　③ 上司の指示、命令に従う義務がある。（部下は責任を負えない）
　　④ 職場は規制されるところでもある。（忍耐が成長の扉）

スタッフに関する方針

スタッフとは、医院にとって一番大切な存在です。スタッフと家族のように
接し、嬉しいときはみんなで喜び、悲しいときにはみんなで悲しみあえるような組織を
作ります。スタッフとその家族を幸せにすることが、理事長の一番の役割です。
スタッフが一生幸せに暮らせる医院を作ります。約束します。

社外研修について

・ 費用は院長の指示によるものは全額医院が負担します。
　（その場合参加者を記入していただく場合があります。）
・ スタッフが希望するセミナーにはなるべく参加出来るように考えています。
　しかし、その研修を受けるレベルに達していない人が参加をしてもあまり意味をなしま
　せん。もし高額セミナー、技術セミナーに参加する場合には1度院内でのテストを受
　けて合格してから、参加して下さい。
・ なお、院長の申し出によるセミナー参加を院長が認めた場合、研修費用は最大で半額
　医院が負担します。
　研修後はレポートを提出する。（3日目を目安として時間ルール）
・ 新人研修は本人及びアシスタントの休日を使用します。（休日出勤手当は出ません。）
・ N-1会は休日でも参加していただきます。（休日出勤手当は出ません。）

福利厚生（以下は正社員に適用）

・ 結婚記念日は有給休暇日とする。ただし、正社員で入社1年を経過した者から適用する。
・ スタッフの健康管理のため、年に1回の健康診断を義務化する。
・ 家族の誕生日には残業を行わない。
・ 7月8月開催の第22回N-1会の参加費は医院で負担します。
　しかし以下の条件を達成した場合に限る。
　H30年の4、5、6月の平均売上がH29年の売上を上回る成果と更に6回の参加賞分を
　上乗せした金額の売上を達成した場合に限る。達成されなかった場合は人数の削減
　等料率会協議の上決定します。
・ 徒歩圏内に住居を借りた場合、交通費に代えて住宅手当として支給します。
　（交通費と同様　上限￥15,000まで）
・ 労働保険は直ちに加入する。健康保険・厚生年金の加入は試用期間が過ぎた後とする。
・ 正社員以外は　理事会協議の上　補助も考える。

スタッフの治療規定

・ 自身が保持している健康保険を使い治療を行う。一部負担金を支払う。
　治療は診療時間後又は自身の休日に行う。その際は事前に理事長に申し出をする。
　自費に関して、補綴物等は技工料の2倍+金属料を現金で医院に支払う。

夏季・年末年始休暇

・ 夏季休暇は2018年8月11日～8月15日である。
・ 秋季休暇は2018年9月14日～9月17日である。
・ 冬季休暇は2018年12月30日～2019年1月4日である。
　※上記は有給休暇も使い休暇とする。
　休診最終日は必ず出勤となり正社員は全員出勤になる。
　　その日は休日出勤手当は付かない

服装

・ 通勤時、患者様の目もあるので節度ある服装で出勤すること。
・ 出勤に際して、「清潔であること」は必須事項です。毎日必ずシャワーを浴び、
　男性スタッフは無精髭をしっかり剃って来ること。男性スタッフの髪はスポーツ刈り
　までは言いませんが、なるべく短めに整えるか、またはしっかりセットして整えること。
　基本的にヘアダイ・カラーリングは品格を下げるので不可です。
　若い人は、女性特有の体調、バイオリズムがありますので、身だしなみを重視
　し、こまめに着替をするなどして患者様及び周囲のスタッフに迷惑をかけないよう注意
　すること。また、前日の飲酒は患者様に対して失礼な行為です。責任ある態度で毎日
　の診療に臨んでください。

給与

・ 毎月15日締め、25日支払（25日が休祝日の場合にはその前日）とする。
・ 支払は振り込み（三井住友銀行指定）とする。
・ 高給与を実現する（同業者平均の10%高を目安）する。
・ 半日出勤か、レセプト残業、早朝出勤で医院に功献を残してくれた者には残業手当を
　支給する。
・ （休暇最終日は前日準備となり正社員は全員出勤になる。
　　その前日準備に関しては休日出勤残業には含まれないものとする
・ 給与の改定は年に二回、キャリア・パスに基づいて行う。
・ 昇給月は7月、1月とする。

賞与

・ 半期毎に評価をし　頑張った人にはプレミアをつける。
・ 賞与を受けるための条件
　　① 医院が黒字であること。
　　② 正社員として半年を経過していること。

新規開拓に関する方針

・ 新患獲得のマーケティングは理事長の仕事

・ その患者様を満足させるのはスタッフの仕事。
・ 患者様が満足していただくよう、スタッフは努力しそれを喜びとする。
・ 患者様が満足した「証」が「紹介」をいただくということ。
・ われわれが目標達成感を持って仕事をしていくためには目標が必要です。
　一番良い目標として自費の契約と保険点数が「売上」ということに直結していますので
　そのことを常に意識しましょう。
　そのための具体的方法としては毎朝の朝礼時に本日の必達点数を発表し、前半中の
　経過点数を発表し、終礼の際に点数を発表する。それによって、必達点数が達成
　出来た時は皆で喜び合いましょう。

スタッフの未来像

・ スタッフが安心して長く働ける環境作り
・ スタッフがさらに成長してやりがいを持って働ける環境作り。
　その為の手段としてキャリアパスを使って面談を行っていく。
　就業規則はリニューアルし、有給休暇の取得、スタッフのコンディションを整えられ
　る組織作りを行っていく。

※キャリアパスとは・・・第三者の客観的な勤務の評価、公正、公平な見方を表したもの。

148

理事長とスタッフとの約束

1、 毎年売上の10％の利益を必ず出すことを目標にします。

利益とは何かというと、スタッフを守るためのコスト（必要な経費）です。
私は何があっても、スタッフを守る責任、そして義務があります。
東日本大震災のときも率先してスタッフを安全なところまで送り届けました。
そのための蓄財として、キャッシュ（現預金）を医院に残していきます。
また、蓄財したお金を元に新しい分院を現金で作り、
スタッフの「夢」に投資していきます。

2、 スタッフに夢を与え、医院の未来を創造します。

歯科医院の仕事は、本当によい仕事だと思います。
たくさんの「ありがとう」を集められます。
そんな歯科医院の仕事に、誇りを持ってもらえる人を毎年たくさん採用することで
雇用を創出します。

3、 スタッフを自分の家族と考えます。

スタッフは私の大切な家族です。
そのスタッフとその家族を幸せにすることが私の仕事です。
スタッフは理事長（院長）の考えた戦略を「実行」する人です。
仕事を通じて「喜」を感じてもらうための「場」を提供します。

スタッフの守るべき事項

- 勤務時間中に所定外の作業をしたり、コンビニなどに外出することはもちろん禁止する。
- 勤務が始まるまでに仕事をする準備を整え、プロとしての自覚を持つこと。
- 朝礼は朝一番の気配を確認する場所、そのために、挨拶、服装などは自分の一番のものを目指すこと。

出勤時
- ユニフォームに着替えてからタイムカードを押して下さい。
- 「15分前精神」で行動しましょう。

帰宅時間
- 最後の患者様が終わってから30分後に終礼を行い、即時に退室し帰宅する。
どうしても行わないといけない業務がある場合は残業届を理事長に提出し、
許可が出てから残業を行う。

当日休む場合
- どうしても体調等により欠勤しないといけない場合は必ず理事長に直接連絡する。
院長に連絡がつかない場合は理事、主任に連絡をする。連絡しなかった場合は
無断欠勤扱いになる。

休日の院内及び医局の入室について
- 休日に院内、医局に入室する際は事前に理事長の許可を得てから入室すること。
事前の連絡がなく入室した場合は無断侵入となり、罰則として減給になる。
また入退室する際は必ず都度理事長に直接連絡をすること。

半日休暇について
- 当院は週2日の休暇に加えて半日の休暇があります。これはスタッフ全員に仕事に
関することについて勉強したり、研究をして欲しい為、当院独自に設定したもので、
その意味を充分理解して有意義に使うよう心がけて下さい。時に新人は積極的に見学等、
有効に活用してください。

スタッフ教育
- プロとは、自ら考え、責任を持って行動し積極的に教えを乞い、成長を続ける、
「自立型人間」のことを言います。我々の目指すべきところは全員がプロフェッショナル
としての仕事であり、それを実現するために以下の事項を決定します。
セミナーについては申請制度とし、終了後レポート作成と内容の発表を

行っていただきます。

その他
- 患者様より頂いた物は個人的に頂いた物でもノートに記入し必ず院長へ報告する。
- コスト意識を持ち、文具やコピーなど1円でも下げられる努力をすること。

2018年度の医院の取り組み事項

1、患者様にとってNo.1の医院になること。

2、患者様本意の治療をする。

A セカンドカウンセリングとファイナルカウンセリングの徹底。
B 院長がいなくてもまわる仕組み作り。

- 院長が学会、海外研修で居ない時に収入が減るのではなく、院長がいなくても今いる
医院のスタッフだけで医院内がまわるようにして行く。その最低限必要な保険点数が
85万点、そこで初めてスタッフの給与が出る。でもそれは一切の購入をしない場合、
まだ固定費として家賃、返済、その他に変動費として、技工代、材料代、光熱費、
新たに購入した機材等支払いがかかる。そこで毎月の総支払いを踏まえたスタッフ
ひとり一人の月の保険点数目標を設定する。

3、上記1、2を実現する為に医院内で決められたルールを厳守する。

- 決められたお互いの間にかならなくってしまっているために起こる不祥事、事故、
未然に防ぐことばかりです。決められたルールの順守を徹底して下さい。
- 準備などの不備がないようにチェック表形式の義務化をします。これは、診療準備の
不備や全てのご説明する内容、お渡しするツールを全ての患者様に同じに応対が出来
ようにするためのものです。また、新人スタッフの場合もチェック表を活用することで
行動が、診療の効率化が計れます。
ただし、必ず担当者が、最後にチェック表を確認してください。

長期事業計画

・分院展開について。

・宇田川歯科医院は様気にして満10年目に入っている。当初院長の考えだと6年を過ぎたら分院を出すという考えがあった。しかしこちらの力不足でその目標が達成されていない。
スタッフと協力して分院展開を行う。

以下、個々に目標を授けます。目標とはゴール（山頂）のことです。ゴールがあるから走れます。もしゴールが見えなかったら 走り続けられますか。

常勤勤務医の目標保険点数

・石田DR 7月まで◯◯◯◯◯点/日　月：◯◯◯◯◯点

　　　　　 7月以降◯◯◯◯◯点/日　月：◯◯◯◯◯点
※月、22日勤務で算出。

非常勤DRの給与基準保険点数

・◯◯◯◯◯◯点/日～　　¥◯◯◯◯◯
・◯◯◯◯◯◯点/日～　　¥◯◯◯◯◯

常勤歯科衛生士保険点数目標

・◯◯◯◯～◯◯◯◯点/日

※DR、DH以外のDA、MC、受けもDR、DHが動きやすく点数が上げられるよう、
アポイント等の確認など自分の出来ることを確実に実行して行く、またもう1つ自分が
出来る仕事を増やして行き補綴コンサルティング等も率先して行っていく。

自己実現ができる職場にするために

第7期前期 中長期および短期経営計画

医療法人まほうつ会
理事長 宮川尚之

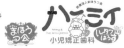

みんなが幸せになる

人間道場ルタンはうす

法人理念

社会貢献

次世代育成 / 成長 自己実現 / 業界の活性化

愛・感謝

私たち医療法人まほうつ会は愛と感謝を土台とし、よりよい健康を求める次世代の育成、全職員の成長と自己実現、業界の活性化をもって社会に貢献し続けます。

今後10年の方向性

中長期ビジョン
- 教育・評価システムの確立と国家戦略に対応した診療体型の構築
- 南九州の小児歯科医療の拠点
- 世界のルタンはうす
- 100年続くルタンはうす

戦略的観点
- 健康増進プログラムの確立
- 医院マネージメント人材の育成・キャリアアップの確立
- 積極的姿勢の医院経営
- 願望の満たされる職場

戦術的観点
- 新しい診療システムの構築
- キャリアアップ図の作成
- 経営予測を正確に行う
- 診療終了時間の繰り上げ
- 年2回のキックオフMTGと定期的な面談
- 経常利益の20%を期末賞与として支給

ビジョン：どのようにして理念を実現するのか？

基本方針
- 子どもたちの健康と幸福の追求。
- 最善の歯科医療の提供。
- 職員が豊かな生活を送る機会の提供。
- 知識と技術の伝承。
- 世界平和の希求。

中長期計画

2020年頃まで　南九州の小児歯科医療の中心となる
　　　　　　　鹿児島、宮崎、（あともう一つ）に拠点を持つ準備
2025年頃まで　二次医療機関としてふさわしい人材と設備を持つ
　　　　　　　世界のルタンはうすになる
2035年頃まで　アジアに拠点を持つ（教育など）
　　　　　　　理事長を目指せる組織にする

行動指針

『優しさ』　思いやりを持ち、最も弱い人の立場を優先します。
『正直』　良識ある社会人として責任を持ち、誠実に行動します。
『奉仕』　最高基準の親切な接遇を実践し、安らぎを提供します。
『向上心』職業に誇りをもち、自己に対して時間とお金を投資します。
『信頼』　仲間に対して素直に接し、人格を尊重します。
『献身』　人を喜ばせることを自らの喜びとします。

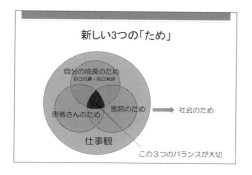

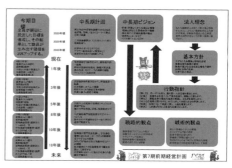

各項目の詳細
18年後からふりかえる

1年後　2019年4月頃まで
教育システムの確立と国家戦略に対応した診療体型の構築

● 健康増進プログラムの確立（患者さんのため）

目的：う蝕予防から、歯周病予防・機能的発達支援へのパラダイムシフト
方針：厚生労働省が示す新しい地域医療の担い手になる
方法：歯周疾患対応をしたのち、硬組織の対応を行う
施策：保険診療については松元案の完全実施、自由診療については小川案の完全実施

1年後　2019年4月頃まで
教育システムの確立と国家戦略に対応した診療体型の構築

● 医院マネージメント人材の育成・キャリアアップの確立（自分の成長のため）

目的：幹部スタッフの育成、自己実現の機会提供
方針：キャリアアップの明確化
方法：幹部教育の充実、職種別教育カリキュラムの確立
施策：幹部の役割の明確化、職種別要求基準の作成、セミナーでの講師を経験する。

1年後　2019年4月頃まで
教育・評価システムの確立と国家戦略に対応した診療体型の構築

● 積極的姿勢の医院経営（医院・社会のため）

目的：職員が健康で働く喜びを実感出来る職場づくり
　　　社会的要請に応えられる磐石な経営基盤
方針：医業収入を2億4千万円、経常利益を　千万円にする
方法：患者さん1人あたりに提供出来る価値をアップさせる。
施策：保険診療算定項目の最適化、咬合誘導カウンセリングを　人/月行い、患者さんの健康度を高める。
　　　保険診療以上のことができる、自費の定期検診プログラムを提供する。
　　　新患数を増やせるよう、初診のあり方を改善する。
　　　治療・管理計画を提供し、それを遵守する事で治療期間を短縮し患者さんを早く悩みから解放する。（クリニカルパスの活用）

3年後　2020年9月頃まで
南九州の小児歯科医療の拠点になる
- 健康増進プログラムの確立（患者さんのため）
  - 目的：疾病予防から機能的発達支援に移行する
  - 方法：疾病を早期に解決させ、内発的な健康増進ニーズを掘り起こす
  - 方針：単に病気でないという事にとどまらず、より良い健康を自ら求める人を育成する
  - 施策：クライアントの理想的な状態を示し、積極的に健康になる方法を提示する。そして各職種が提供出来ること、クライアントに求められることを提案し、共に健康作りを行うようなカウンセリングを実施する

3年後　2020年9月頃まで
南九州の小児歯科医療の拠点になる
- 健康増進プログラムの確立（患者さんのため）
  - 目的：どんな子どもでも受け入れられる医療の整備
  - 方法：麻酔器の購入と歯科麻酔医の確保、全身麻酔システムの構築
  - 方針：究極の行動マネジメント方法、身体抑制の放棄
  - 施策：麻酔科医の確保、全身麻酔のスタッフ研修

3年後　2020年9月頃まで
南九州の小児歯科医療の拠点になる
- 医院マネージメント人材の育成・キャリアアップの確立（自分の成長のため）
  - 目的：マネージメントを担当できる職員を育成する
    幹部職員の自己概念を高める
  - 方法：マネージメント研修の受講、プレゼン能力の開発
  - 方針：幹部スタッフが部下の能力をどれだけ高めたかを評価する仕組みづくり
    自分の持っている資源を分かち合う
  - 施策：上位資格の取得支援（専門医・認定衛生士など）
    スタッフが他院向け小児歯科実践セミナーの講師を定常的に行う

3年後　2020年9月頃まで
南九州の小児歯科医療の拠点になる
- 積極的姿勢の医院経営（医院・社会のため）
  - 目的：ビジョンを実現するための経済的裏付け
  - 方法：予算に基づく経営の実践
  - 施策：最善の歯科医療を提供するための資金確保
    （機材・教育投資）
    他院向け小児歯科実践セミナーの定例化・商品化
    ハーミィを大規模医院として再編する計画を始動

8年後　2025年9月頃まで
世界のルタンはうす
- 健康増進プログラムの確立（患者さんのため）
  - 目的：機能的発達支援の学問的根拠を確立する
  - 方法：各職種が自発的に学習研究し、その成果を臨床に反映させる
  - 方針：科学的根拠に基づいた安心安全な医療を提供する

8年後　2025年9月頃まで
世界のルタンはうす
- 医院マネージメント人材の育成・キャリアアップの確立（自分の成長のため）
  - アイディア：スタッフが外部のセミナーで講演する。
    歯科雑誌等に執筆する。
    上位資格の取得カリキュラムが構築できる
    （専門医・認定衛生士など）
    鹿児島大学病院との教育・研究連携
    スタッフが海外で学会発表、研修、医院交流を当たり前に行う

8年後 2025年9月頃まで
世界のルタンはうす

● 積極的姿勢の医院経営（医院・社会のため）
　アイディア：小児歯科専門医院経営のモデルケースとなる
　　　　　　最善の歯科医療を提供するための資金は、余裕で確保（機材・教育投資）
　　　　　　地域の文化的イベントを支援できる
　　　　　　海外での小児歯科セミナーを鹿児島大学との連携で実施する

18年後 2035年9月頃まで
100年続くルタンはうすへ向けて

● 健康増進プログラムの確立（患者さんのため）
　目的：疾病治療はほとんどない。行政とタイアップした健康増進プログラムの実践の場となっている。
　方法：各職種が専門性を発揮し、子供達の環境に応じたオーダーメイドの健康増進プログラムを提案
　方針：科学的根拠に基づいた安心安全な医療を提供する

18年後 2035年9月頃まで
100年続くルタンはうすへ向けて

● 医院マネージメント人材の育成・キャリアアップの確立（自分の成長のため）
　アイディア：スタッフが仕事の専門性を自覚し、リーダー的存在となっている。
　　　　　　スタッフが海外での小児歯科セミナーの講師となる

18年後 2035年9月頃まで
100年続くルタンはうすへ向けて

● 積極的姿勢の医院経営（医院・社会のため）
　アイディア：地方経済に大きな影響を持つ優良企業
　　　　　　たくさんの雇用を生み出している
　　　　　　地域の文化的イベントの主催者になる
　　　　　　小児歯科セミナーに海外から多くの受講生が集まる

具体的逆算過程
18年後からふりかえる

16年後 2033年9月頃まで
100年続くルタンはうすへ向けて

23期（18年後）
医業収入7.5億円
医院数9医院
定期検診患者1医院あたり 1,000名／月
咬合誘導治療患者1医院あたり500名／月
正規職員数100名
理事8名

10年後　2027年9月頃まで
世界のルタンはうす

- 17期（10年後）
- 医業収入7.5億円
- 医院数5医院
- 定期検診患者1医院あたり1,000名／月
- 咬合誘導治療患者1医院あたり500名／月
- 正規職員数50名
- 理事8名

5年後　2022年9月頃まで
南九州で3院展開する小児歯科医療の拠点になる

- 職員数と売上目標
- 正規職員数30名　医業収入目標3.6億円
- 5年後の各部署の職員数と医業収入目標
- 国分ルタン：正規職員数13名　売上目標1.5億円
- 都城ハーミィ：正規職員数11名　売上目標1.5億円
- 新医院：正規職員数5名　売上目標0.6億円
- 今期と5年後の医業収入目標差額 1.6億円
- 5年後までに採用する必要がある職員数 15名

3年後　2020年9月頃まで
南九州の小児歯科医療の拠点になる

- 職員数と売上目標
- 正規職員数24名　医業収入目標3億円
- 3年後の各部署の職員数と医業収入目標
- 国分ルタン：正規職員数13名　売上目標1.5億円
- 都城ハーミィ：正規職員数11名　売上目標1.5億円
- 今期と3年後の医業収入目標差額 0.8億円
- 3年後までに採用する必要がある職員数 10名

1年後　2018年9月頃まで
教育システムの確立と国家戦略に対応した診療体型の構築

- 職員数と売上目標
- 正規職員数18名　医業収入目標2.34億円
- 1年後の各部署の職員数と医業収入目標
- 国分ルタン：正規職員数10名　売上目標1.5億円
- 都城ハーミィ：正規職員数 8名　売上目標0.84億円
- 今期と1年後の医業収入目標差額 0.14億円
- 1年後までに採用する必要がある職員数 4名

今期も力を合わせ多くの価値を提供します！

○○歯科経営計画書
2018年

理念

私たちは、
良心と愛に基づいた
医療の実践を通して
かかわるすべての人々の
幸せを創造します

今年度のスタッフからの要望

- ①イス（中持ち）
- ②チェアーサイドのイス（足りていないところ）
- ③パテーション（鉛のもの）
- ④デジタルセファロ
- ⑤口腔内カメラ
- ⑥ハンディージェット（8についているもの）
- ⑦4番の荷物置き棚
- ⑧ミーレ
- ⑨掃除機（コードレス）
- ⑩1Fワックス回数増やす
- ⑪2Fワックスかける

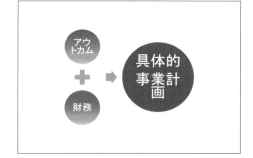

具体的事業計画 ＝ アウトカム ＋ 財務

経営か運営か

「経営」と「運営」の違いは？
　　利益を意識した取り組みかどうか

二宮尊徳（金次郎）
「　道徳なき経済は、罪悪である。
　　　しかし、経済なき道徳は寝言である。　」

高邁な理念や高度な技術で理想的な医療提供体制を掲げても
その実行を可能にする財務的な裏付けが無ければ、それは継続できない。

歯科治療と経営

患者さんに充実した治療を提供するため

メンバーの物心両面での幸せの提供のため

最新医療知識、技術の習得更新のため

安心安全な治療環境の整備のため

優秀なスタッフの雇用のため

国の保健医療制度からの自立と安定のため

健全な経営のために

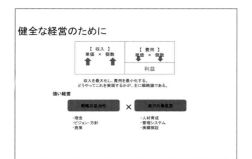

収入を最大化し、費用を最小化する。
どうやってこれを実現するかが、主に戦略論である。

強い経営

戦略の浸透性 × 実行の徹底度

・理念
・ビジョン・方針
・施策

・人材育成
・管理システム
・実績検証

平成29年6月期 損益ストラック図

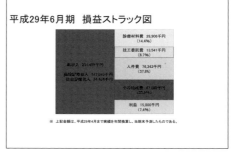

※ 上記金額は、平成29年4月まで実績を年間換算し、当期末予測したものである。

今年の利益

今年の利益は皆さんのお陰で1500万ありました！！！
借入金の返済が現在年1000万必要（1000万で残り12年）
7年後に向けては2400万円の利益が本来必要
今後10年で医院の建物維持費が内部留保として2500万必要 （年250万）

1500万－（1000万＋250万）＝ 250万

・ラスベガス？ハワイ？グアム？バリ？
・賞与で還元！！！

（指標表）

うちの特徴として守るべきもの

図書研究研修費

一昨年は全売上げの4.2%：720万
昨年度は全売上げの5.9%：1276万
今年は全売上げの3.3%：660万 院長が海外研修に行っていないため低かった
過去の平均的な図書研究研修費は 4.5% 今年なら900万
今後前年度の売上をベースにして研修費を割り当てます。
半期毎にスタッフから希望研修を募り、この予算を超える時に自費になります。
ただ同一人物の研修が多い時には、人物調整しての割り当てとなります。

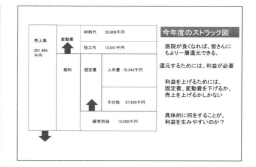

今年度のストラック図

医院が良くなれば、皆さんにもより一層還元できる。

還元するためには、利益が必要

利益を上げるためには、固定費、変動費を下げるか、売上を上げるかしかない

具体的に何をすることが、利益を生みやすいのか？

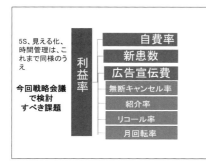

さあ、これから、
未来を語ろう

| 院長の現在のコアビジョン | 世界観 |

無理、諦めを取り除き、
人生を希望と可能性に満ち溢れたものにする

| 院長の現在のコアバリュー | 価値観 |

真理原則　希望　挑戦

| 院長の現在のコアロール | 役割 |

その人自身や地域が気づいてない価値、可能性を
探し、スポットを当ててより一層輝かせる
プロデューサー

| 院長の現在のコアビリーフ | 信念 |

目の前の人の成功の手助けが、自
分の成功を生む

「置かれた場所で　　→　「咲かせる場所を
　咲くひと」　　　　　　　　作るひと」

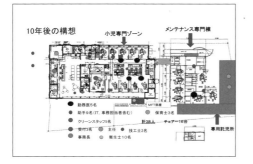

なぜ規模の拡大を目指すのか

・一週間後に予約の取れる医院を目指す
・わくわく寺小屋を通した教育的施設
・他科連携型の包括的治療による絶対的存在化
・スタッフがより一層輝ける舞台
　（フリーランスとして勤務医の開業サポート）
・求人面における優位性確保(スケールメリットを活かす)
・労働時間の自由化と経営的自由の獲得
・将来的な経営移譲による個人負担の軽減
・長期勤務者にとっても、変化による刺激を与え続けられる

1年後の目標

- 就業時間の短縮
- 福利厚生見直し
- 時間効率の向上
- 自費率の向上
  インプラントコーディネーター、TCの専属強化

一年後従業員数

- 院長
- 常勤勤務医 2名（採用必要人数1名）
- 非常勤矯正医 2名
- 常勤歯科衛生士 4～5名（1名）
- 非常勤歯科衛生士 3名
- 技工士 2名（1名）
- 主任、TC 1名
- 助手 5名（2名）
- 受付 3名（1名）
- クリーンスタッフ 4名（1名）
- 非常勤保育士 1名

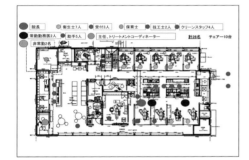

1年後の就労体系

- 女性スタッフ 9～18時終診
- 月一矯正日のみ19時終診　矯正患者4列 治療患者2列並列
- 常勤医師　18時以降カンファレンス
- 土曜日　17時終診
- 木曜日　午前診　キュア2台 Dr.1名 DA.2名 CS1名
  　　　　　　ケア2台　DH.3名　受付.1名　DT1名

タイムスケジュール

- デンタルタイアップの研修（個々の施術時間を早める）
- ストランザ全患者SMS通知、キャンセル率7%
- 7時終了の実現　　　　　　　　　　　　　　29年12月までに
- 院長3台、勤務医2台でアポイント固定
- 6時までの患者数90人達成（この時はまだ7時終診）　30年3月までに
- 勤務医一名増員、スタッフ（アシスタント二名、衛生士一名）増員 30年4月
- スタッフ昇給
- 全チェアを予約稼働（子供は7番、8番）
- 患者告知掲示『8月から診療時間が変更になります』
- 8月以降のスタッフのローテーション組み
- 9番チェアー台増設
- 賞与支給
- 新診療時間開始 30年8月
- 次回アポイントを14日後に設定
- チェア一台あたり11人（一日常時100人）

1～3年後整備課題

- 医院利益の貢与による適正分配 貢与の基準を決める
- 基本給5000円～10000円毎年早給
- 前年度施業での医院全体の研修費を決める
- チェア 10台（1台増設）400万　人の採用が前提
- 厚労省認定施術施設継続
- 衛生士学校進学援助制度の実施 100万
- 専属保育士進学援助制度の検討 80万
- 事務長面談開始
- バックヤード PC増設　20万
- 監視モニター 12台 150万
- デジタルセファロ導入 120万
- 自動洗浄機ミーレ 200万
- 給入リパテーション 200万　　　　　スタッフ要望
- 口腔内カメラ 30万
- ハンディジェット 19800
- CAD／CAM　1200万
- YAGレーザー 400万
- HPリニューアル インプラント、矯正専門ページ 求人専門ページ　150万
  　　　　　　　　　　　　　　　　　　　　　　　　　計2450万

1年後売上目標と今期差額

1か月のレセプト1300枚　1日の来院患者数110人　新患30人　キャンセル率5%

次回予約　10日後

一年後売上目標　2億2000万

損益分岐点　1833万/月

今期と1年後目標との医業収入差額　3000万

保険収入　1億6000万　1か月1333万点
　　　　　　収入差額　10万点

自費収入　6000万　1か月500万
　　　　　　収入差額　90～100万

3年後

- 人事評価制度導入（各担当歩合制賞与、360度評価など）
- キャリアパスの明確化
- 労働環境整備（福利厚生、有給休暇など）と労働時間の自由化
- 「ひょうご仕事と生活のバランス企業表彰」の受賞
- スタッフ駐車場の拡張
- 各部署完全マニュアル化
- 事務長雇用
- 常勤保育士雇用
- 認定施設として勤務医を雇用
- 認定衛生士向け食育教室実施
- 訪問診療科開設
- 患者満足度調査実施
- マイクロ導入（特化した医師を養成）500万
- わくわく寺小屋のネットワーク化
　（リタイアされた先生方や現役医師、衛生士への無料歯科塾を外部に解放）
- サポーター制度の見直し（一時解散も含め）

7年後

- 院内保育開始（食育、摂食指導の出来る保育園として）
- 他科連携型医療の実施
　補綴、エンド、ペリオ、外科、矯正、インプラントの包括的治療
- DMF指数の測定と公開
- 当院発フリーランスの衛生士（ペリオ、MFT）、TCの活動開始
　（当院出身医師の医院指導を中心として）
- 最初から開業指導もバックで勤務医を募集！
　　まさにWIN／WIN！！！
- 院長が週休3日で第二領域に集中

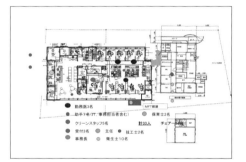

- 勤務医3名
- 助手7名（IT、事務担当者含む）
- クリーンスタッフ5名　　　計33人
- 受付3名　　主任　　技工士2名
- 事務長　　　衛生士10名

MFT部屋　保育士2名　チェアー14台

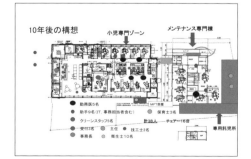

10年後の構想

小児専門ゾーン　　メンテナンス専門棟

- 勤務医5名
- 助手9名（IT、事務担当者含む）
- クリーンスタッフ5名　　計38人
- 受付3名　　主任　　技工士2名
- 事務長　　　衛生士10名

保育士3名　　チェアー16台　　専用託児所

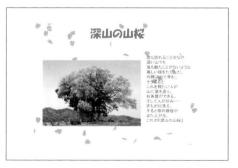

深山の山桜

誰も訪れることのない
深山でも
誰も観たことがないような
美しい桜をただ咲かす。
千年経ても
これを観たい人が
山に溢れ返り、
お茶室ができる。
そして人がやがみ…
まちが出来る。
するとその価値が
ぐっと上がる。
これが「深山の山桜」

著者プロフィール

宇田川宏孝（うだがわ ひろたか）

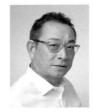

1958年東京生まれ。私立開成高校卒。国立北海道大学歯学部卒業後、1987年5月に宇田川歯科医院を開業。現在は、医療法人社団スマイルプラス理事長、宇田川歯科医院院長、錦糸町歯科インプラントセンター所長を務めている。また、スタディグループN-1会（日本で一番、歯科から日本を元気にする会）最高顧問なども務めるかたわら、カリフォルニア大学ロサンゼルス校（UCLA）歯学部卒後研修プログラム日本代表や南カリフォルニア大学（USC）歯学部アンバサダー、客員研究員を務めるなど、国内外で歯科技術の向上と研究を精力的に行う。さらに、インプラントの専門医として多くの雑誌に取り上げられるなど、業界および患者からの評価も高く、日本抗加齢医学会専門医でもあることからアンチエイジング分野についての造詣も深い。

・・・

日本抗加齢医学会専門医、日本口腔インプラント学会専門医、ICOI国際口腔インプラント学会指導医、ISOI国際口腔インプラント学会専門医

著書：「正しく噛めば必ず身体が若返る」（幻冬舎刊）

歯科医院経営指南『宇田川道場』入門
これから儲かる歯科医院

発行日	2018年4月1日　第1版第1刷
著　者	宇田川宏孝
発行人	濵野　優
発行所	株式会社デンタルダイヤモンド社
	〒113-0033 東京都文京区本郷3-2-15 新興ビル
	電話＝03-6801-5810 ㈹
	https://www.dental-diamond.co.jp/
	振替口座＝00160-3-10768
印刷所	共立印刷株式会社

ⓒ Hirotaka UDAGAWA, 2018

落丁、乱丁本はお取り替えいたします

● 本書の複製権・翻訳権・上映権・譲渡権・公衆送信権（送信可能化権を含む）は㈱デンタルダイヤモンド社が保有します。

● JCOPY〈㈳出版者著作権管理機構 委託出版物〉
本書の無断複写は著作権法上での例外を除き禁じられています。複写される場合は、そのつど事前に㈳出版者著作権管理機構（TEL：03-3513-6969、FAX：03-3513-6979、e-mail：info@jcopy.or.jp）の許諾を得てください。